U0290343

骨科内镜手术配合

主 编 张军花 张春华 周 萍

科学出版社

北 京

内 容 简 介

　　随着微创手术的快速发展，内镜技术被广泛应用于骨科，最初用于膝关节，逐渐扩展至肩、肘、腕、髋、踝等关节。内镜技术不仅可以检查诊断疾病，而且能进行镜下手术治疗。《骨科内镜手术配合》分为总论和各论共两篇，共 12 章。总论主要介绍骨科内镜技术的发展，骨科内镜手术仪器设备的功能及操作流程，骨科内镜常用器械的种类、用途及特点；各论主要介绍腕关节、肘关节、肩关节、髋关节、膝关节、踝关节、骨折内固定及脊柱内镜等手术的护理配合要点，包括各关节基本生理解剖、手术入路方式、术前物品准备、仪器人员布局、手术步骤及护理要点等。

　　本书文字简洁、精练，图文并茂，内容在实用的基础上力求新颖，全面系统地服务于临床，并指导临床进行疾病治疗，希望本书能给手术室护理同仁带来启迪和帮助。

图书在版编目（CIP）数据

骨科内镜手术配合 / 张军花，张春华，周萍主编. —北京：科学出版社，2017.6
　ISBN 978-7-03-053311-1

　Ⅰ．①骨… Ⅱ．①张… ②张… ③周… Ⅲ．内窥镜–应用–骨疾病–外科手术 Ⅳ．①R68

中国版本图书馆 CIP 数据核字（2017）第 130687 号

责任编辑：戚东桂／责任校对：何艳萍
责任印制：徐晓晨／封面设计：陈　敬

科 学 出 版 社 出版
北京东黄城根北街 16 号
邮政编码：100717
http://www.sciencep.com

北京建宏印刷有限公司 印刷
科学出版社发行　各地新华书店经销
*
2017 年 6 月第　一　版　　开本：787×1092　1/16
2018 年 5 月第二次印刷　　印张：11 1/2
字数：253 000
定价：50.00 元
（如有印装质量问题，我社负责调换）

《骨科内镜手术配合》编写人员

主　编　张军花　张春华　周　萍
副主编　陶惠琴　谭　峰　冯　岚
编　者　（按姓氏汉语拼音排序）

陈思玮　冯　岚　龚凤球　何金花

何巧芳　侯利环　江　娴　刘清宏

潘丽芬　谭　峰　陶惠琴　王　莉

王韶丽　王雪莲　向怀琛　肖　明

谢　玲　闫　姮　姚沛乔　曾　臻

张春华　张军花　张益辉　周　凯

周　萍　周雪瑜　朱小冬

前　言

随着现代外科微创技术的快速发展，高新手术和高精仪器设备的不断更新，骨科内镜手术已由单纯的诊断扩展到治疗功能，这对于手术室护士在术前准备、仪器操作、护理技能等方面也提出了更高的要求。目前，尚缺乏系统而有针对性的骨科内镜手术配合书籍，因此，我们组织了长期工作在临床一线的中青年骨科内镜手术护理专家，查阅大量国内外骨科最新内镜技术文献资料，结合临床工作经验，精心撰写了本书，供手术室护理同仁参阅。

本书分为总论、各论2篇，共12章。总论部分主要介绍骨科内镜技术的发展，仪器设备的功能、操作流程及注意事项，骨科内镜常用器械的种类、用途及特点；各论部分主要介绍腕关节、肘关节、肩关节、髋关节、膝关节、踝关节、骨折内固定及脊柱内镜等60余项手术的适应证、入路方式、术前物品准备、仪器人员布局、手术步骤及护理要点等。本书集骨科内镜手术基础知识、手术步骤、护理配合于一体，文字简洁、精练，图文并茂，内容在实用的基础上力求新颖，全面系统地服务于临床，并指导临床治疗疾病，希望本书能给手术室护理同仁带来启迪和帮助。

本书在编写、出版过程中得到了同仁的大力支持和帮助，在此表示衷心的感谢。限于编者学识和水平有限，书中难免有不足之处，恳请专家、同仁给予批评指正。

编　者

2017 年 2 月

目　　录

第一篇　总　　论

第二篇　各　　论

第一篇 总 论

第一章 骨科内镜技术概述

一、基 本 概 念

骨科内镜技术是指在骨科手术中通过较小切口手术入路,应用一些特殊设备或特定器械,如内镜、计算机、影像技术、特殊穿刺针、专用自动拉钩和内固定器材等,以获得一种比传统手术对组织创伤更小且手术精准度更高、局部组织反应更少、术后恢复更快的新技术。

二、骨科内镜技术的发展与临床应用

骨科内镜技术是外科微创技术在骨科中的应用。早在 1805 年,德国 Bozzini 就提出了内镜的设想,骨科内镜技术经历了早期硬式内镜、光导纤维内镜、电子内镜 3 个阶段,由单纯的诊断功能扩展至各种治疗领域。近年来,内镜技术在骨科领域的飞速发展给骨科疾病的治疗带来新气息,主要包括关节镜技术及椎间盘镜技术。关节镜技术于 20 世纪初起源于日本,在过去的数十年中,关节镜对关节内疾病的诊断和治疗产生了革命性的影响。与切开手术相比,通过关节镜可以全面观察关节内结构,且观察更加细微,许多关节内的结构和病变可以直接观察和治疗。随着科技的发展、医疗技术及关节镜设备的不断更新,目前,关节镜技术的应用范围已由原来的膝关节迅速扩大至肩、肘、腕、髋、踝关节,关节骨折内固定及人工关节置换等手术范畴。脊柱内镜技术中的椎间盘镜自1997 年问世后,不断完善,从而成为国际上最先进的脊柱外科微创手术技术。椎间孔镜作为第 3 代脊柱内镜系统,经过多年的实践,因切口小、软组织损伤更少而不断地被应用与推广。

三、骨科内镜手术的优越性和局限性

(一)优越性

相对于传统手术,内镜治疗技术具有切口小、出血少、软组织损伤小、对脊柱和关

节结构破坏少、术后并发症少、功能锻炼早、恢复快等优点，在降低患者医疗费用的同时，减小患者身体和心理创伤，具有良好的经济效益和社会效益。

（二）局限性

1. 内镜技术需要进行专业的训练、全面掌握关节相关知识，需要较长时间的学习。而要真正熟练地掌握关节镜外科的理论和操作技术十分困难，缺乏经验的医生在检查和手术操作中可能会漏诊，或在狭窄的关节间腔内操作器械时可能损伤关节软骨、半月板、交叉韧带等关节内结构。

2. 关节镜手术对设备器械的要求较高，对于国内医院来说，完整齐备的关节镜系统设备仍然是昂贵的。

参 考 文 献

高兴莲. 2012. 手术室专科护士培训与考核. 北京：人民军医出版社.

贺吉群. 2012. 图解内镜手术护理. 长沙：湖南科学技术出版社.

刘玉杰. 2010. 骨关节疾病微创治疗与康复. 北京：人民军医出版社.

魏革. 2011. 手术室护理学. 第 2 版. 北京：人民军医出版社.

Miller MD，Cole BJ. 2008. 关节镜教程. 朱振安等译. 北京：人民军医出版社.

第二章 骨科内镜手术仪器设备及操作

第一节 关 节 镜

关节镜主要包括摄像记录系统、冷光源系统、动力刨削系统、灌注扩张系统、射频消融系统和电动气压止血仪等。

一、摄像记录系统

（一）组成部件

摄像记录系统主要由摄像主机、摄像头、图像监视器组成，并可外接录像机、打印机、计算机等进行图像存储和传输。当关节内的图像通过关节镜的透镜系统，再经摄像头接口后方的透镜成像与摄像头内的光感元件后，光能被转化为电能，其电信号传入摄像机主体，经主机分析处理后，经监视器转化为可视的电视图像。

1. 摄像主机 又称图像处理器，可将肉眼难以识别的物像通过计算机主机特殊处理而变得清晰可辨，呈现在监视器上，见图 2-1。

2. 摄像头 通过摄像头适配器与关节镜相连接，摄像头中的关键元件是电荷耦合器件，若耦合器为单个，称为单晶片摄像头；若为 3 个，则称为三晶片摄像头，见图 2-2。

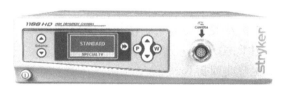

图 2-1 摄像主机

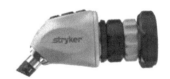

图 2-2 摄像头

3. 图像监视器 摄像主机输出的图像信号通过视频数据连接线输入显示到监视器上，以实现同步显示。监视器的成像质量决定了镜下检查或手术能否顺利进行。目前医用监视器分为普通液晶监视器(图 2-3)和 LED 监视器(图 2-4)两种，LED 监视器由于其数据处理可达到 10bit，从而具有亮度更高、响应时间更快等多种优势，提供给临床的视觉效果更佳，长期手术后眼球不会感觉疲劳。

（二）操作流程

1. 检查摄像主机、监视器及视频线的连接情况，确保有效连接。

2. 接通摄像主机和监视器电源，开机检查图像输出情况，如监视器有彩条出现为正常，确认正常后关机备用。

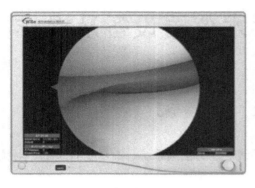 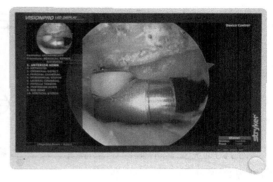

图 2-3　普通液晶监视器　　　　　　　图 2-4　LED 监视器

3. 确认摄像头品牌相同、型号相匹配。

4. 根据手术部位准备无菌镜头及摄像头，开启放置于无菌手术台上。

5. 器械护士在预留摄像头数据线适当长度后，将接设备端递给巡回护士连接摄像主机。器械护士擦拭镜头目镜端，并连接好摄像头与镜头。

6. 巡回护士开机，选择好输出模式。器械护士调好焦距，根据需要调整好白平衡。

7. 关机时，先关电源开关，再拔出摄像头数据线，分离镜头及摄像头，妥善放置清洗。

(三)注意事项

1. 内镜附件及器械严格遵照厂家说明选择合适的灭菌方式，防止因灭菌而引起损坏。

2. 确认摄像头品牌相同、型号相匹配。

3. 摄像头与主机连接时应对准标识点直接插入、拔出，禁止扭转，防止视频针折断。

4. 摄像头与主机连接或分离时，应在关闭电源的情况下操作，否则会损坏其内部的电子耦合器。

5. 术中变换手术体位时，注意保护好摄像头及关节镜镜头，防止碰撞损坏。

6. 摄像头目镜端视窗应用软布或镜头专用纸擦拭，防止刮伤镜面。

7. 摄像头数据线应环形盘绕，禁止小角度弯曲或折叠。

8. 仪器定点放置于通风处，避免长期暴露在潮湿环境中。

二、冷光源系统

(一)组成部件

冷光源系统包括光源主机和导光纤维两部分，光源主机产生的冷光经光导纤维传播至关节镜的导光束后，再传播至关节腔内照亮手术视野区域。

1. 光源主机　临床上使用的多为 300W 氙气光源机(图 2-5)和 LED 光源机(图 2-6)。氙气光源的光接近自然光，色温达到 5500K，灯泡使用寿命一般为 500h；LED 光源是基于红、绿、蓝 3 原色激发所得到的光线，发光原理不同，无须更换灯泡。

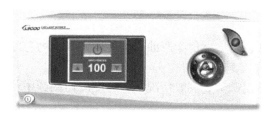

图 2-5 氙气光源机

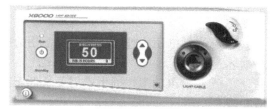

图 2-6 LED 光源机

2. 导光纤维 导光束是由玻璃纤维放置在保护鞘内，以集束成为光缆的形式参与成像。每根导光束含有 1 万根以上导管纤维，为石英晶棒，当导管纤维折断后，可在其光线射出端出现相应的黑点。导光束一端连接冷光源主机，另一端连接关节镜，将光源的光传导到镜头。导光束的长度有 1.8m、3m、3.6m 3 种规格，直径 2.0～6.5mm，见图 2-7。

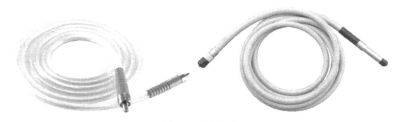

图 2-7 导光束

（二）操作流程

1. 选择相同品牌的光源主机及导光纤维，不一致时应注意准备相匹配的导光束接头。
2. 检查导光纤维，确保无菌，开启放置于无菌手术台备用。
3. 巡回护士连接光源主机电源，确保亮度调至最低，开机自检。
4. 洗手护士连接好导光纤维与镜头端，妥善固定并保留适当长度后，将设备连接端递给巡回护士连接光源主机。
5. 巡回护士根据手术需求调节光源至合适的亮度。
6. 手术完毕，先将光源亮度调至最低，再关闭光源主机开关。
7. 待光源主机散热冷却后，拆卸导光纤维与镜头，分类整理清洗放置。

（三）注意事项

1. 尽量选择使用与光源主机品牌一致的导光纤维，确保连接正确、紧密，以减少光亮度的丢失。
2. 导光纤维应与镜头相匹配：4.8mm 导光束配 4.0mm 以上的镜头，3.5mm 导光束配 4.0mm 或以下的镜头，2.5mm 导光束配 2.7mm 以下的镜头。
3. 氙气光源使用前检查光源主机上灯泡寿命显示，警示灯亮时应及时更换灯泡，更换灯泡时应找专业人员。
4. 严格遵守操作规程。光源主机开机、关机时，应确保光源亮度调至最低。

5. 主机在使用过程中会产生高热能，关掉电源至冷却后再拆卸导光纤维与镜头，防止烫伤。

6. 导光纤维使用整理过程中避免用力拉扯，禁止小角度弯曲，防止导光纤维内芯断离损坏。

7. 光源输出功率根据手术需要从低至高适当调节，一般情况下，亮度旋钮调到中位值即可。

8. 避免关机后立即开机。

9. 主机工作时会产生高热能，应注意通风，避免长时间照射同一点。

三、动力刨削系统

（一）组成部件

动力刨削系统主要由动力主机、脚踏控制器、操作手柄及可替换使用的动力器械（刨削刀或磨削刀）附以吸引装置组成。动力刨削系统通过固定不动的外套管和旋转的内芯，在其尖端部的窗口对组织切削、打磨，并通过吸引装置将切削打磨的软组织及碎屑由内向外吸出。

1. 动力主机 显示设置和操作所需的所有控制内容，提供控制和显示设定速度和摆动模式。能同时使用 2 件手柄、2 件电动器械或 1 个手柄和 1 个电动器械的组合，见图 2-8。

2. 脚踏控制器 用于控制刨削刀/打磨头的动作，设置正向、反向、摆动和窗锁等操作模式，见图 2-9。

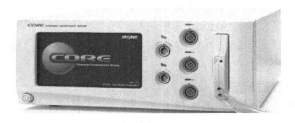

图 2-8　动力主机

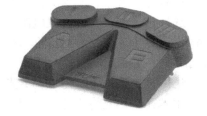

图 2-9　脚踏控制器

3. 操作手柄 操作手柄可连接各种一次性直形、弧形刨削刀和打磨头，以满足各种手术需求（图 2-10）。刨削刀的直径通常为 3.0～5.5mm，顶端可有不同的尺寸用于不同的关节。刨削刀头（图 2-11）多为一次性使用，电动刨削器的中心刨削刀由套管开口处露出，另一端连接刨削手柄和吸引器。

（二）操作流程

1. 检查动力主机及脚踏控制器连接情况，准备相匹配的无菌操作手柄、刨削刀头及磨削刀头。

2. 遵循厂家使用说明连接动力主机电源，开机自检。

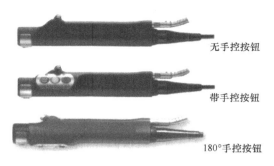

图 2-10 操作手柄

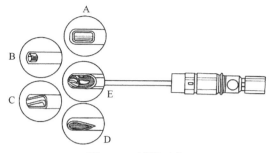

图 2-11 刨削刀头

A. 无齿刨削刀；B. 强力刨削刀；C. 猫牙刨削刀；D. 扇形刨削刀；E. 双齿刨削刀

3. 洗手护士妥善固定无菌操作手柄，保留适当长度后，将手柄主机端递给巡回护士连接动力主机，红点相对水平接入。主机自动识别操作手柄。

4. 根据手术需求设置系统转速参数，一般选择 1500～3000r/min。

5. 洗手护士妥善固定无菌入水管，连接生理盐水灌洗液 3L，悬挂灌洗袋；固定无菌出水管，将出水管连接于操作手柄抽吸端口处，保留适当长度，另一端递给巡回护士连接到抽吸装置。

6. 洗手护士将合适的刨削刀或打磨头安装于控制手柄上。

7. 根据主机屏图标，通过脚踏或手柄按键设置或激发操作。

8. 手术完毕，关闭动力主机电源开关，分离操作手柄与主机，分离出、入水管，取下刨削刀头或打磨头，妥善整理。

（三）注意事项

1. 尽量选择使用与动力主机品牌一致的操作手柄及动力器械。

2. 使用前，仔细检查刀头、钻头的完整性。

3. 操作手柄和脚踏控制器连接主机时应直接插、拔，将接头红点对准主机接口红点，禁止强行扭转。

4. 严格遵守操作规程，刨削刀头或打磨头正确连接至手柄，确认连接稳固方可开始操作。

5. 术中操作手柄线与管路稳妥放于手术区域，注意防止受压、跌落。

6. 转速大小根据关节内不同的组织来设定，不盲目调节。

7. 手柄最高转速可达 12 000r/min，建议一次使用时间不宜过长，间歇击发，以免过热损坏动力主机。

8. 若使用过程中发生阻塞，应及时用注射器从刨削系统窗口冲洗，去除污渍。

9. 同时使用高频设备时，刨削手柄和刨削刀头禁止接触患者。

10. 悬挂灌注液一般距离手术台平面上方 1.5m 左右，保持足够液压；或使用灌注扩张系统及液量传感器，精确控制进出水量及关节腔内压力。

11. 动力刨削器操作手柄不可高温消毒，可采用低温等离子方式灭菌。

12. 刨削刀头及打磨头的选择是根据关节内不同的切割对象选择合适的型号。

13. 使用动力刨削器时，关节镜出水口应关闭，防止"过度抽吸"。

四、灌注扩张系统

（一）组成部件

灌注扩张系统由灌注泵主机（图 2-12）、带粗针头的"Y"形冲洗管、抽吸泵及吸引管组成，能将手术中切割的碎片通过引流管排出体外。抽吸泵既可以调节灌注的压力，又可以调节吸引器的压力，使关节镜手术获得最佳的关节扩张条件。

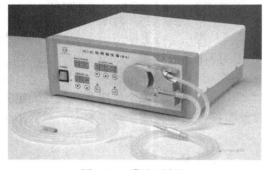

图 2-12　灌注泵主机

（二）操作流程

1. 检查灌注主机及电源线，接通电源，开机自检。

2. 洗手护士妥善固定带粗针头"Y"形冲洗管，保留适当长度后，将剩余的螺旋管递给巡回护士连接灌注泵主机。

3. 巡回护士夹闭所有管线夹并悬挂穿刺灌洗袋，连接出水管至吸引装置。

4. 手术完毕，关闭出入水管开关及灌注泵主机电源。

（三）注意事项

1. 灌注液一般选择生理盐水和复方林格液，可以遵医嘱加入激素类药或抗生素，以防止感染和术后不良反应，目前认为复方林格液更符合生理需求。

2. 灌注液一定要保证在关节腔内，不能外渗，否则可压迫关节腔，影响充盈的效果。

3. 灌洗袋悬吊在患者上方 1.0m 以上高处，保持适当压力，确保进出水流通畅，防止断流而影响视野。

4. 勿丢弃吸引器中的液体及病理组织，过滤保存，遵医嘱送检病理标本。

五、射频消融系统

（一）组成部件

射频消融系统由射频主机（图 2-13）、脚踏控制器、控制手柄及可替换使用的射频刀头和回路负极板组成。射频汽化技术又称等离子低温消融（coblation）或冷凝刀，是一种等离子体组织消融技术。射频是一种低温分解技术（工作温度 40～70℃），设定输出的能量较低能产生阻抗热，这种热效应可使组织收缩，从而达到止血功效。射频除汽化融切功能外，还同时具备成形、清理、紧缩及止血等多种功能。

1. 射频主机　射频主机显示设置和运行系统所需的所有控制信息，提供控制和显示射频模式及能量级别。单极射频能量的主要模式是产生热量，双极射频能量的主要模式是消融。不同的能量工作模式对组织的治疗作用不同，双极电极作用于治疗部位，能量直接在两极之间传递；单极电极则需使用中性负极板(图 2-14)将射频能量安全导回射频主机。

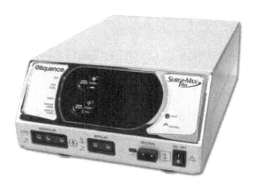

图 2-13　射频主机

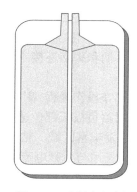

图 2-14　中性负极板

2. 脚踏控制器　脚踏控制器用于控制射频能量的传输，各公司主机配备的脚踏控制功能各有不同。图 2-15 控制脚踏在使用双极射频时，蓝色脚踏开关控制纤维环成形/凝血模式；黑色脚踏开关控制髓核消融/加强模式。

3. 控制手柄　控制手柄用于控制射频能量的传输，目前临床使用的多为完全一体化带电缆手柄，可分为带吸引和不带吸引功能两种，见图 2-16。

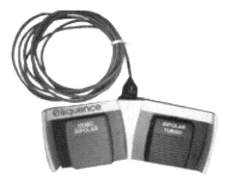

图 2-15　脚踏控制器

(二)操作流程

1. 检查射频主机、脚踏控制器及回路负极板连接情况，确保有效连接；准备品牌、型号相匹配的无菌射频手柄和电极。

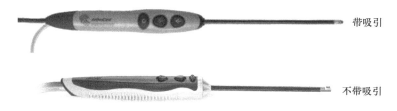

带吸引

不带吸引

图 2-16　一体化控制手柄

2. 连接回路负极板并选择患者合适的部位粘贴。

3. 遵循厂家使用说明连接射频主机电源，开机自检。

4. 洗手护士妥善固定无菌射频手柄电极端，保留适当长度后，将手柄主机端递给巡回护士连接射频主机，主机自动识别射频手柄。

5. 根据主机屏图标，设置工作模式和功率；也可通过手柄或脚踏控制器进行设置。

6. 手术完毕，关闭射频主机电源开关，分离射频手柄与主机，妥善整理。

（三）注意事项

1. 尽量选择使用与射频主机品牌一致的射频电极和手柄。

2. 使用前，仔细检查射频电极的完整性，如有变形、损坏、老化等问题注意更换（可重复使用，建议使用次数 4～5 次）。

3. 射频手柄和脚踏连接主机时应直接插、拔，将接头红点对准主机接口红点，禁止强行扭转。

4. 严格遵守操作规程，射频电极手柄正确连接至射频，确认连接稳固方可开始操作。

5. 粘贴回路负极板部位选择易于观察、肌肉血管丰富、皮肤清洁干燥的区域，避开骨突部位和毛发丰富区域。粘贴于手术同侧靠近手术切口部位，距离手术切口 > 15cm。回路负极板的长边与射频电流流向垂直（即回路负极板方向与身体纵轴垂直），便于射频电流流向中性电极。

6. 术中手柄线稳妥放于手术区域，注意防止跌落。

7. 根据关节内不同的组织来设定工作模式及功率大小，避免影响手术效果。

8. 射频消融功率最高可达 400W，建议一次使用时间不宜过长，间歇击发，以免过热损坏电机。

9. 关节镜与射频冷凝刀系统分别有各自的脚踏开关，巡回护士要分开放置，避免术者踩错。

六、电动气压止血仪

（一）组成部件

电动气压止血仪（electric pneumatic system）主要由主机体、止血袖带两部分组成。电动气压止血仪通过高效气泵泵气，充气于止血带压迫肢体，从而暂时阻断血液循环，达到止血的目的。该仪器最大的特点是能自动调节压力，使压力恒定于设定的工作值，如有漏气，电脑马上反馈并可自动补偿到所设定的工作值，达到恒压止血的最佳效果。

1. 主机　采用电脑数字化控制，显示设置和运行系统所需的所有控制信息，提供控制、显示设定压力和时间参数。主机型号规格分为压力表显示压力型（图 2-17）、单通道压力显示型（图 2-18）和双通道压力显示型（图 2-19）。

2. 止血带　止血带采用医用高分子材料天然橡胶或特种橡胶精制而成，按照制作材料分为 TPU 止血带（图 2-20）和 PU 止血带（图 2-21）。止血带规格分别适用于成人下肢、上肢和儿童四肢。

（二）操作流程

1. 检查电动气压止血仪，准备合适的止血带、止血带保护衬垫和止血带锁扣或绑带。

2. 连接电源，打开电源开关，开机自检。

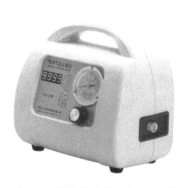 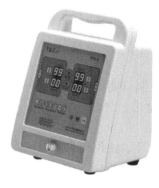 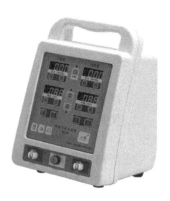

图 2-17 压力表显示压力型止血仪　图 2-18 单通道压力显示型止血仪　图 2-19 双通道压力显示型止血仪

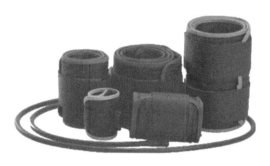 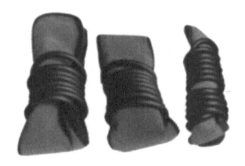

图 2-20 TPU 止血带　　　　　　　图 2-21 PU 止血带

3. 设置止血带检查参数：压力 20kPa，时间 1min。

4. 检查止血带：将止血带平铺，止血带导管连接于专用接头，按充气开关，观察止血带充盈，电动止血仪不报警；将设置时间降至"0"，按放气开关，待设置压力降至"0"，断开止血带与专用接头。

5. 根据患者手术部位、病情和手术时间，设置止血带压力参数值和时间参数值。一般工作压力低于保险压力 5～10kPa，上肢工作压力不超过 35kPa，下肢工作压力不超过 75kPa；或根据患者血压情况设定工作压力。止血带工作时间不超过 60min。

6. 选择止血带绑扎位置，保护衬垫环套于止血带使用部位肢体，止血带轻微加压缠绕肢体，使用止血带锁扣或绑带缠绕固定止血带外层，松紧适宜。

7. 将止血带连接管与主机出气口紧密连接。

8. 肢体驱血，抬高肢体 45°～60°，从肢体远端向近端有力缠绕驱血。

9. 按充气键开关，观察至压力数字达到设定值时停止充气，放平肢体。

10. 按时间开始键，止血带使用时间以倒计时显示，到达设定工作时间，气泵自动停止充气，排气阀自动打开，止血带压力迅速下降，肢体血供恢复。时间键剩下 10min、5min、1min 时，设备自动报警提示，巡回护士在 3 个设备报警时间段提示医生，及时处理手术野。

11. 手术完毕，评估患者血压情况，缓慢放开止血带。将时间参数值降至"0"，按放气键开关持续放气，待压力参数值降至"0"时，断开止血带连接管。

12. 关闭电源开关，整理电动气压止血仪及附件。

13. 记录止血带使用时间。

(三)注意事项

1. 严格遵循厂家使用说明，制订明确的操作流程、故障排除及操作指南。

2. 使用前预先检查气囊止血带，气囊是否漏气，接管、接头是否匹配，连接是否牢固。

3. 严格掌握使用止血带禁忌证、使用压力及时间，避免发生止血带并发症。

(1)止血带禁忌证：①存在血管疾病、下肢深静脉血栓及血栓性闭塞性脉管炎、镰状细胞病等引起的血供不佳的情况。②止血带下皮肤处有损伤、水肿、感染坏死、血栓性静脉炎等情况。③手术肢体有透析通路(动静脉内瘘、瘘管)、经外周静脉置入中心静脉管(PICC)等情况。④血液病患者慎用。⑤严重的挤压伤和肢体远端严重缺血患者忌用或慎用。

(2)止血带压力设定：①止血带压力没有统一标准，一般根据患者年龄、收缩压、止血带宽度、肢体的大小而决定。②美国手术室护士协会(AORN)建议，就健康成年人而言，上肢压力为患者收缩压加 50～75mmHg(1mmHg=0.133kPa)，即 6.7～10.0kPa，下肢压力为收缩压加 100～150mmHg(20.0kPa)；老年人、儿童及身体虚弱者应适当降低压力值。③进口止血带厂家建议，上肢压力为收缩压加 75 mmHg(10.0kPa)，下肢压力为收缩压加 150 mmHg，一般工作压力小于保险压力 5～10kPa，上肢工作压力为 35～45kPa，下肢工作压力不超过 75kPa。④国内研究建议，成年患者根据术侧肢体的周径来设定压力大小，下肢直接测量止血带应用部位的周径(cm)数值作为工作压力，保险压力在工作压力的基础上加 10kPa。

(3)止血带使用时间设定：①止血带使用时间无统一标准，通常由患者的年龄、生理状况及肢体的血管供应情况而定。②AORN 建议，50 岁以下的健康成人，上肢应少于 60min，下肢应少于 90min。③止血带厂家建议，健康成年人，止血带持续时间不应超过 120min，儿童一般不超过 60～90min。④如需继续使用，应放气恢复肢体血流 5～10min，再重新充气阻断血流；如需多次反复使用，充气时间应逐渐缩短，放气恢复肢体血流时间相对延长。

4. 根据患者情况、年龄、手术等因素，选择合适规格的止血带。

(1)袖带规格：大袖带长 105cm、宽 7cm，小袖带长 50cm、宽 5cm，有成人、儿童两种规格。

(2)尽可能挑选宽止血带，增大和皮肤接触的面积，以较小的压力提供止血效果，对止血带边缘的神经所造成的压力较小，减少对神经和软组织的伤害。

(3)儿童根据年龄大小选择袖带的宽窄：下肢部位手术及较大患儿上肢部位手术选择大号袖带，大龄患儿上下肢部位手术均选用大号袖带；婴幼儿患者四肢手术及上肢部位手术均选用小号袖带。

5. 根据手术切口，正确选择止血带绑扎部位，避免造成神经损伤。

(1)止血带绑在患者手术部位上端(近心脏方向为肢体上端)，一般距手术部位 10～15cm。

(2)上肢止血选择上臂近端 1/3(上肢中上 1/3)或远端 1/3 处，避免在中 1/3 段压迫桡神经。

（3）下肢止血选择大腿中上 1/3 处。

6. 止血带轻微加压固定缠绕肢体，固定松紧适宜。

（1）绑扎止血带之前，驱净止血带内空气。

（2）选用棉质、柔软且富有弹性材料作为止血带保护衬垫，放置于皮肤与止血带之间，紧贴皮肤表面平整地缠绕 1～2 圈，防止受力不均匀损伤皮肤。

（3）止血带紧贴保护衬垫，连接管置于肢体上方（近心端），避免污染无菌区。

（4）止血带松紧要适度，以摸不到远端动脉搏动和使出血停止为度，过紧可伤及神经引起肢体麻痹；过松没有阻断动脉仅阻断了静脉，阻断血流效果不佳。

7. 正确、安全使用止血带。

（1）定期检测、校正及保养仪器，确保设备处于功能状态。

（2）设置工作压力必须小于保险压力，工作压力过大或过小均可造成神经损伤，压力不足可导致肢体静脉充血和神经出血性浸润。

（3）止血带绑扎在肢体或物体上才能充气，避免止血带损坏甚至破裂。

（4）记录止血带使用时间：报告麻醉医生止血带充气、放气时间，及时观察患者的生命体征，补充血容量；提醒手术医师，防止止血带充气时间过长肢体发生缺血性坏死。

（5）使用无菌止血带时应注意消毒范围，避免污染。固定止血带时，可将透明贴膜粘贴于止血带与皮肤连接处，防止消毒液浸湿止血带引起皮肤的刺激或灼伤。

（6）工作中需提前停机排气时，不可直接拔除电源线，应先按放气开关，待排完气才能关闭主机电源，以免损坏充气泵。

（7）四肢多发性骨折需同时使用止血带时，应轮流间隔充气、放气，放松止血带时要缓慢，以免引起血压波动，并准确记录时间。

（8）及时清洁消毒使用后的止血带，保障止血带外观无污垢、无血迹残留，防止可能定植于环境中的耐多药菌和其他病原体的播散。

（9）预防止血带并发症：止血带并发症是指在使用电动气压止血带过程中，可能会发生的与止血带操作相关的临床症状，如神经损伤、皮肤损伤（起疱、挫伤、坏死）、筋膜室综合征、下肢深静脉血栓形成（DVT）和疼痛，四肢应用气压止血带时，患者可能还会出现与充气袖带放气所致再灌注相关的全身反应（体温或血压的变化）。常见并发症包括压力性水疱、止血带麻痹、止血带坏死、止血带休克、止血带疼痛。

第二节　脊　柱　内　镜

脊柱内镜手术设备主要包括摄像记录系统、冷光源系统、动力刨削系统、灌注扩张系统、射频消融系统和钬激光系统等。

一、摄像记录系统

同本章第一节关节镜。

二、冷光源系统

同本章第一节关节镜。

三、动力刨削系统

同本章第一节关节镜。

四、灌注扩张系统

同本章第一节关节镜。

五、射频消融系统

同本章第一节关节镜。

六、钬激光系统

(一)组成部件

钬激光主要由钬激光主机、钬激光光纤及脚踏控制器组成。钬激光系统采用脉冲激光能量进行突出靶点和软组织消融,是利用氙闪烁光源激活掺在钇-铝石榴石晶体上的稀有元素钬而产生的脉冲式近红外线激光。当人体组织受到该波段的激光照射时,依据光效应、热效应、压强效应和冲击波效应,对组织进行烧灼、凝固、汽化、切割或被震碎等来达到治疗效果。

1. 钬激光主机 钬激光主机显示设置和运行系统所需的所有控制信息,提供控制和显示动光能量、光功率及脉冲宽度参数。发射激光束,通过光纤进行传输,到达人体各部位病变组织,见图 2-22。

2. 钬激光光纤 钬激光光纤为可重复使用的光纤传输系统,既能穿透表层和深层组织,又能借助于各种工具和现有的内镜完成腔内介入式手术。光纤可弯曲,可通过氧化硅石英光纤耦合方式进行传导,如图 2-23。

(二)操作流程

1. 遵循生产厂家使用说明选择相匹配的电压及电源插座,将钬激光主机推至适当位置，连接钬激光主机电源，打开电源开关。

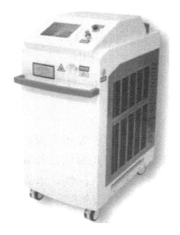

图 2-22　钬激光主机

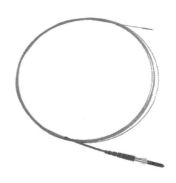

图 2-23　钬激光光纤

2. 检查钬激光主机和脚踏控制器连接情况，准备相匹配的无菌钬激光光纤。

3. 将钥匙插入钥匙开关中，顺时针旋转 90°，开机自检。自检通过，设备蜂鸣声提示，激光主机处于"等待"状态。

4. 洗手护士妥善固定无菌钬激光光纤输出端，保留适当长度后，将钬激光光纤主机端递给巡回护士连接钬激光主机。

5. 目测检查钬激光光纤，发现绿光漏出、指示光束的光点未传送至光纤末端、强度降低、光环不聚等情况，及时予以更换。

6. 根据手术需求设置动光能量、光功率、脉冲宽度参数。

7. 点击"准备"键，钬激光主机处于"一触即发"状态。

8. 手持钬激光光纤输出端，通过脚踏控制器激发操作。

9. 手术完毕，按显示屏图标显示点击"关机"键，旋转钥匙开关拔出钥匙，关闭钬激光主机电源开关。

10. 分离钬激光光纤与主机，分离脚踏控制器与主机，妥善整理。

（三）注意事项

1. 尽量选择使用与钬激光主机品牌一致、型号匹配的激光光纤。

2. 严格遵守操作规程，开关激光主机时，先开电源开关再转动钥匙开关；关机则顺序相反。

3. 钬激光光纤纤细易断，使用时轻拿轻放。工作时不能过度弯曲，环形缠绕严禁小角度弯曲存放，避免折断。

4. 腔内手术时，露出的裸光纤部分不得超过 2mm。

5. 严格遵守操作规程，光纤装入光纤耦合器接口时一定要插到位，并拧紧螺母。避免因光纤插不到位而损坏光纤输入端面。从激光窗口光纤耦合器中取下光纤后，应及时盖上耦合器法兰盘上的保护帽和光纤输入端的保护帽。

6. 激光手术部位与内镜头端的距离保持 7mm 以上。术中发射激光时，光纤严禁缩入内镜中，避免损坏内镜。

7. 术中主机出现故障，立即按下钥匙开口上方的红色紧急停止开关，切断激光主机全部电源。正常使用时，不能按下红色紧急停止开关。

8. 激光主机在正常使用时不能移动，不能过分倾斜(倾斜≤15°)。

9. 钬激光与内镜配合使用时，必须保持手术部位位于液体中。

10. 主机工作时会产生高热能，应注意通风，避免长时间照射同一点。

11. 合理选择灭菌方式，严格遵循厂家说明书。

12. 激光安全防护

(1)激光产生危害分为 5 个等级：1 级、2 级、3A 级、3B 级和 4 级，级别增加其危险性也增加。多数医用激光属于 3B 和 4 级。激光危害分为光束危害和非光束危害。光束危害是直接的、意外的激光光束照射，可能导致眼睛和皮肤损伤、火灾或爆炸，而非光束危害则是人体吸入激光产生过程中放出的烟雾、化学物质的影响和电器意外的发生。①激光对眼睛的损害：人体对光最敏感的器官是眼睛，一旦损伤会造成眼睛的永久性失明。人眼的瞬目反射时间通常为 150～250ms，而激光脉冲可短至 0.001ms 以下，在极短的瞬间、极小的面积上，能量集中释放，即使是低剂量的激光照射也可引起眼组织的严重损伤。损伤严重者可导致视网膜损伤、灼伤，出现裂孔、出血。因此不佩戴激光防护眼镜决不建议操作此类激光器。②激光对皮肤的损害：人体皮肤构成一个完整的保护层，激光对肌肤组织的作用有反射、吸收、散开和传送。受照射部位的皮肤将随剂量的增大而依次出现热致红斑、水疱、凝固及热致炭化、沸腾，燃烧及热致汽化。

(2)防护措施

1)环境要求：①激光器必须置于密闭空间内，激光室的门口和室内贴上警示标签，非工作人员不准进入激光室。②治疗区域附近的气体必须是不助燃的：使用激光时，氧气和一氧化二氮(笑气)的使用量尽可能降低或为零，以减少火灾或爆炸的安全隐患。③使用激光仪器的环境周围应配置有效的消防措施。

2)操作中要求：①工作人员和接触光源人员戴激光防护镜。②经过培训的工作人员才能操作激光主机，激光器在使用时，开关应置于"准备状态(ready)"；不使用时，开关应置于"待机状态(standby)"；意外情况时，立即按下"紧急状态(emergency)"。③激光器不适用时，应存放在上锁的地方，只有具备激光使用知识并经授权的工作人员才能接触钥匙，钥匙和激光的使用登记簿应妥善保管。

第三节 透 视 系 统

一、C 形臂 X 线机

(一)组成部件

C 形臂 X 线机简称 C 臂机，是一种可移动式的 X 线机，分为可推动式和固定吊天花式两种，用于配合外科手术作定位使用。该 X 线机结构较简单，将全部机件装在活动车架上，移动方便，通过影像增强器在监视器的荧屏上直接显示被检查部位的 X 线图像。

　　C 臂机由 X 线高压发生器控制系统和影像系统组成。按物理结构可分为 C 臂操作机和移动工作站两部分。

　　1. C 臂操作机　C 臂操作机(图 2-24)由 C 形机架、产生 X 线的球管、采集图像的影像增强器、旋转基座和脚控踏板组成。C 形臂用于设置投射角度，通过操作控制手柄使 X 线球管旋转；机架安装在旋转基座上，可以在工作位及停靠位置之间进行移动。

　　2. 移动工作站　移动工作站(图 2-25)包括显示器(照射视野、参考屏、实时位置、采集数据、系统信息)和控制面板台(患者登记、体位选择、曝光条件选择、透视模式选择、图像后处理和存档)两个部分。工作站还可自动保留数份图像，并将图像保存至硬盘和医院服务器，甚至可以进行图像打印和翻录 X 线软片。

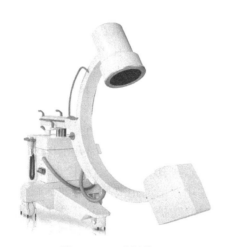

图 2-24　C 臂操作机

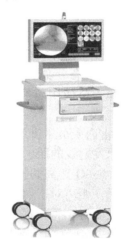

图 2-25　C 臂机移动工作站

(二)操作流程

　　1. 松开脚刹车，将操作机推至床边，调节手术床。工作站显示器置于易观看的位置。

　　2. 连接操作机和工作站的高压电缆，对准接头、水平推入。

　　3. 遵循厂家使用说明连接电源，打开工作站控制面板上的电源开关。

　　4. 松开 C 形臂制动开关，调整 C 形臂，使球管和接收器对准拍摄部位，然后锁定制动开关。

　　5. 在工作站控制板上选择透视或拍片功能，选择手动程序或自动程序调节能量大小。

　　6. 工作人员做好防护准备，选择手控或脚控开关进行放电拍片。

　　7. 根据需要调节显示器上图像的清晰度及方位。

　　8. 操作完毕，关闭并拔出主机电源，整理线路。

　　9. 将操作机退出术野，水平分离操作机和工作站的高压电缆。

　　10. 将设备归回原位，锁定所有的制动开关。

(三)注意事项

　　1. 操作人员必须经过专业培训后方能使用。

2. 选择可 X 线透视手术床。

3. 防止灰尘引起 X 线管面放电,从而导致球管破裂。

4. 保护高压电缆避免受损,禁止过度弯曲,注意保持电缆不紧绷。

5. 移动设备时注意控制方向,防止臂部撞击导致球管破裂。

6. 术中无菌管理,可预先在 C 形臂两头套无菌套或在手术拍摄部位加铺无菌单,照射完毕后再撤除,避免污染手术无菌区域。

7. 清洁保养:①及时清除飞溅到机器上特别是高压发生器及影像增强器表面的液体。②选用拧干的湿柔软抹布或中性清洁剂清洁机器外壳,清除污渍选用无水乙醇。③选用显示屏专用清洁剂或干的柔软抹布擦拭显示屏。

8. X 线安全防护

(1)手术室设有防 X 线的专用手术间:手术间四壁有足够厚度的屏蔽防护(含有铅层的门、墙和天花板)可防 X 线;手术室外的辐射剂量应低于 $3\mu Gy$。

(2)手术间门口悬挂警示标志,使用 X 线时打开手术间门口红色警示灯。

(3)使用防护设备:如可移动铅挡板、铅衣、铅围裙、铅围颈、铅短裤、铅橡皮手套等。除工作人员使用防护用具外,也应注意使用防护用具保护患者生殖器官及甲状腺。

(4)放电时室内人员尽量远离球管 2m 以上,距离球管 0.91m 的工作人员必须穿戴防护用具,避免原发射线的照射。能暂时回避的工作人员尽量暂时离开工作区。

(5)防护措施:①距离防护:利用 X 线管焦点或其到散射体(受检者)的距离,来减少其受照射剂量。距离对于射线防护有极大的作用,增加距离是最有效的减少放射量的方法,即工作人员与 C 臂机保持一定距离。②时间防护:尽量缩短 X 线的曝光时间。接触光线时间越长,接受放射的剂量就越大。要求 X 线工作人员技术娴熟,避免重复性照射,以最短时间做完透视。③屏蔽防护:在放射源和工作人员之间放置一种能有效吸收射线的屏障材料,从而减弱或消除射线对人体的危害。④剂量限值:被照射工作人员进行剂量监测,建立个人档案,并每月检查剂量记录值。

二、G 形臂 X 线机

G 形臂 X 线机简称 G 臂机,是在 C 臂机的基础上多了一个 X 线接收器,摆脱了传统 C 形臂一次只能观察一个方向影像的缺点。G 臂机采用 X 线双向同步控制技术、双平面 X 线实时成像技术、双向实时高分辨率 X 线图像处理技术,可同时观看实时动态的正、侧面医学影像,迅速精准锁定位置,减少术中设备的频繁移动。

(一)组成部件

G 臂机由 X 线高压发生器控制系统和影像系统组成。按物理结构可分为 G 臂操作机和移动工作站部分。

1. G 臂操作机 G 臂操作机(图 2-26)由 G 形机架、产生 X 线的球管、2 个采集图像的影像增强器、旋转基座和脚控踏板/红外无线遥控器组成。G 臂操作机的设计特点是在曲臂上安装 2 套影像系统，这 2 套影像系统观察的 2 个方向呈直角交叉，可同时观察手术区域的正位和侧位。

2. 移动工作站 移动工作站（图 2-27）包括显示器和控制面板台两个部分。同时兼具图像采集、存储、处理、数据测定及打印等功能。

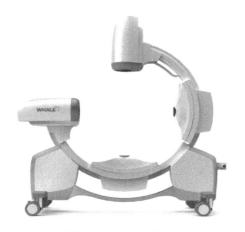

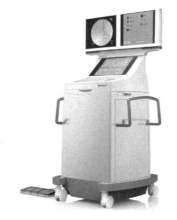

图 2-26　G 臂操作机　　　　　　　图 2-27　G 臂机移动工作站

（二）操作流程

同本章第三节 C 形臂 X 线机。

（三）注意事项

同本章第三节 C 形臂 X 线机。

三、O 形臂 X 线机

O 形臂 X 线机简称 O 臂机，从三维角度实时监控整个骨科手术过程，实时获取术中影像，对手术结果做出精确判断。O 臂机综合了二维 C 臂、三维 C 臂、G 形臂、诊断 CT 的所有优点，既有与 CT 相媲美的图像质量，又有 C 臂机的灵活移动性。同时可以通过与导航系统的无缝连接，完成术中位置监测和影像验证。O 臂机解决了二维 C 形臂没有轴位片和三维图像，以及 G 形臂 X 线机只是一次可以拍摄 2 张平片，同样没有轴位片和三维图像的局限性。

（一）组成部件

O 臂机由 X 线高压发生器控制系统和影像系统组成。按物理结构可分为 O 臂操作机和移动工作站两部分。

1. O 臂操作机 O 臂操作机（图 2-28）由可伸缩 O 形机架、产生 X 线的球管、采集图像的平板探测器、控制面板、旋转基座和曝光脚踏（图 2-29）/手柄（图 2-30）组成。O 臂机可以整机前后、左右移动，机架可以左右、前后、上下移动，机架开门关门，球管360°旋转。O臂机通过控制面板、手柄和脚踏，进行二维曝光、记忆二维曝光、增强二维曝光、三维曝光和图像保存功能设定。O臂机机架可以打开，侧位进入床体，进行闭合360°扫描。术中可根据需要，选择将O形臂移出或不移出术区。

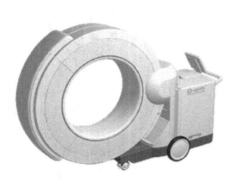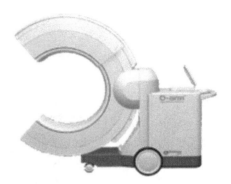

图 2-28　O 臂操作机

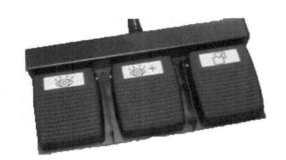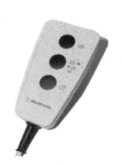

图 2-29　曝光脚踏　　　　　　　　　图 2-30　曝光手柄

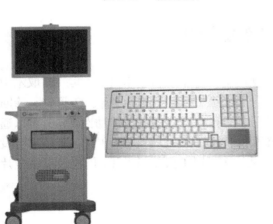

图 2-31　O 臂机移动工作站

2. 移动工作站　移动工作站(图 2-31)包括显示器和计算机系统两部分。该工作站用于处理影像原始数据、高清显示图像、图像设置、保存图像和 3D 显示。

（二）操作流程

1. 打开 O 形臂操作系统的电源开关，按下 O 臂操作机手柄开关，将 O 臂操作机推至床旁。打开 O 臂操作机伸缩门，调节机架和手术床高度。工作站显示器放在便于观看的位置。

2. 连接 O 臂操作机和移动工作站的内联电缆，对准接头、水平推入。

3. 遵循厂家使用说明连接电源，打开工作站控制面板上的电源开关。

4. 松开 O 形臂上的伸缩门开关，将操作机推入手术床合适位置后关闭伸缩门。点击球管旋转按键，调整 O 形臂球管呈正位或侧位。

5. 在移动工作站上输入患者信息，点击"Accept"。

6. 在控制面板上选择透视、拍片或三维扫描功能，选择手动程序或自动程序调节能量大小。

7. 工作人员做好防护准备，选择手控或脚控开关进行二维曝光或三维曝光。

8. 根据需要调节显示器上图像的清晰度及方位。

9. 操作完毕，将 O 臂操作机退出术野，水平分离操作机和工作站的高压电缆。

10. 将设备归回原位，锁定所有的制动开关。

11. 关闭并拔出主机电源，整理线路。

（三）注意事项

1. 操作人员必须经过专业培训后方能使用。

2. 选择碳素材质手术床。

3. O 形臂操作机及移动工作站均带有内置电源，确保电源界面的"Line Power"状态均为绿色灯亮时，方可正常使用。使用完毕及时关闭电源，防止耗尽内置电池电量。

4. 保护高压电缆避免受损，禁止过度弯曲，注意保持电缆不紧绷。

5. 移动设备时注意控制方向，防止设备外壳撞击破裂，损坏电子元件。

6. O 形臂操作机开关伸缩门过程中注意防止碰撞。

7. 术中无菌防护：术中使用时，先打开机架伸缩门，预先在 O 形臂上安装管式无菌盖套或在手术拍摄部位加铺无菌单，照射完毕后再撤除，避免污染手术无菌区域。

8. 清洁保养。同本章第三节 C 形臂 X 线机。

9. X 线安全防护。同本章第三节 C 形臂 X 线机。

第四节　导　航　系　统

（一）组成部件

手术导航系统是用于脊柱外科、骨科微侵袭手术的辅助设备，结合了 X 线透视和红外线跟踪技术、计算机定点手术技术的术中影像导航方法。利用患者术前或术中影像数据与手术床上患者解剖结构准确对应，术中跟踪手术器械并在患者影像上以虚拟探针的形式实时更新显示。通过 X 线机与导航系统的无缝连接，完成术中位置监测和影像验证，使手术更安全、更快速。导航系统包括导航、O 臂机工作站及一套与之相连的空间定位装置、O 臂机定位靶和可跟踪手术器械。

1. O 臂机工作站　O 臂机工作站（图 2-32）包括 O 臂机和移动工作站两部分。O 臂机发射 X 线并接收患者信号，传到 O 臂机移动工作站进行处理后得到图像。

2. 导航工作站　导航工作站（图 2-33）包括导航主机和专用显示器。该工作站获取患者 X 线机扫描数据并完成自动注册，医生在术前通过系统软件模拟，利用多种图像显示模式辅助下比较、分析各种手术方案，选择并熟悉最佳入路。

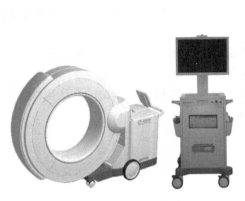

图 2-32　O 臂机工作站

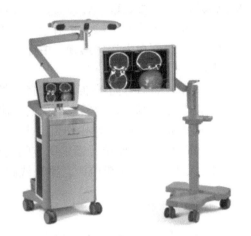

图 2-33　导航工作站

(二)操作流程

1. 检查 O 臂机和手术导航系统网线连接情况,准备无菌可跟踪手术器械和患者定位靶(即参考架)。

2. 无菌状态下安装患者定位靶。

3. 将手术导航系统红外摄像头放置在合适位置(距离患者定位靶 1.5～2.5m)。

4. 遵循厂家使用说明连接导航工作站和 O 臂机工作站电源,开机自检。

5. 曝光前将无菌保护罩安装在 O 臂机上,关闭 O 臂机伸缩门。

6. 工作人员做好防护准备。将患者定位于 O 臂操作机中心位置,选择手控或脚控开关进行二维曝光等。

7. 在控制面板设置三维曝光程序,O 臂机 360° 旋转曝光。曝光完毕后重建出患者三维数据,并通过网线将患者影像数据采集到导航软件界面。

8. 采集到导航工作站的影像,将为手术医生提供手术路径规划、手术参考点定义、患者解剖结构距离测量、手术路径角度测量等,并实时引导手术进行。

9. 操作完毕,退出系统,关闭并拔出主机电源,整理电缆。

10. 将操作机退出术野,水平分离操作机和工作站的高压电缆。

11. 将设备归回原位,锁定所有的制动开关。

(三)注意事项

1～9. 同本章第三节 O 形臂 X 线机。

10. 选择合理的灭菌方式,严格遵循厂家说明书。

11. 导航器械分为主动导航器械和被动导航器械。主动导航器械将其电源线接在手术导航系统工具接口上;而光学导航器械须安装光学反射球方可使用,且应确保安装到位,避免影响精确度或无法识别。

12. 部件之间电气连接

(1)导航工作站有 3 根电缆,欲拔掉任何一根电缆前,必须先断开电源。拔出电缆时,手应用力握住插头，切忌拽着电缆线往外拔，避免损坏电缆。手术器械可以带电插拔，但需重新执行程序才能正常工作。

(2)在打开导航电源前，确认连接主机和定位系统信号线已经连接，防止打开电源后再连接信号线导致设备损坏。

(3)手术完毕，关掉导航电源，再将连接主机和定位系统的信号线从定位系统拔出。否则会导致设备损坏。

(4)更换熔断器前，应确保已关闭系统电源，并将电源线从电源插座上拔出。

13. 遇到不能解决的设备故障时，应及时求助专业设备工程师处理。

参 考 文 献

敖英芳. 2006. 膝关节镜手术学. 北京：北京大学医学出版社.

陈坚. 2014. 膝关节镜手术学. 北京：人民卫生出版社.

高兴莲. 2012. 手术室专科护士培训与考核. 北京：人民军医出版社.

贺吉群. 2012. 图解内镜手术护理. 长沙：湖南科学技术出版社.

林岩. 2006. 实用手术室护理学. 广州：中山大学出版社.

刘玉杰. 2010. 骨关节疾病微创治疗与康复. 北京：人民军医出版社.

王予彬. 2007. 关节镜手术与康复. 北京：人民卫生出版社.

魏革. 2014. 手术室护理学. 第3版. 北京：人民军医出版社.

张军花. 2016. 腹腔镜手术配合. 北京：科学出版社.

周肇庸. 2005. 现代关节镜外科学. 天津：天津科学技术出版社.

朱丹. 2008. 手术室护理学. 北京：人民卫生出版社.

Miller MD，Cole BJ. 2008. 关节镜教程. 朱振安等译. 北京：人民军医出版社.

第三章　骨科内镜手术常用器械

第一节　关节镜器械

一、关节镜镜头

关节镜是一种光学设备，是关节镜系统最核心的部分，通过关节镜可以获得关节内高品质的解剖结构图像，为准确诊断病情和精确手术操作奠定基础。

（一）组成部件

标准关节镜基本由带管状套件的棒状镜头、光纤通道和目镜载体组成。关节镜镜头包括近端的目镜、远端的广角镜和物镜，以及中间的镜体。目前临床使用的关节镜包括常规目镜关节镜（图 3-1）和可直接调焦关节镜。

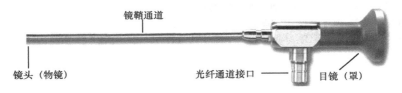

图 3-1　常规目镜关节镜侧面观结构示意图

（二）影响关节镜光学特性的重要因素

关节镜的直径、长度、视向、视角等因素均可影响关节镜的光学特性，其中视向和视角是影响关节镜光学特性的最重要因素。

1. 直径　关节镜的镜身直根据关节大小不同选择使用，一般为 1.9～7.0mm，其中直径为 4.0mm 的关节镜最常用；1.9mm 和 2.7mm 的关节镜多应用在小关节部位，如踝关节、腕关节、指（趾）关节等处。关节镜的直径越大，透光度越强，得到的图像清晰度越高。

2. 视角　关节镜所控制的区域，由镜头前端的斜面角度决定，视角越大，观察的视野也越大。关节镜的视角通常为 75°，标准广角关节镜视角范围可达 70°～120°。

3. 视向　关节镜轴心线与关节镜尖端广角镜斜面的垂直线间所形成的夹角，即关节镜的观察方向。0° 视向镜（图 3-2）直接观察，容易辨别方向。30° 视向镜（图 3-3）最为实用，旋转时可增加视角 50°，视野增加 3 倍扩大观察范围，并且没有盲区，但难于定位。70° 视向镜（图 3-4）视野中心有盲区，看不到物镜正前方物体，多用于特殊部位检查观察侧方结构，不适用于手术操作。90° 视向镜便于观察死角。部分公司生产出多视向镜(图 3-5)，在术中只需操动控制轮可调节 15°～90° 所需视野方向，清晰地显示难以进入的解剖结构。

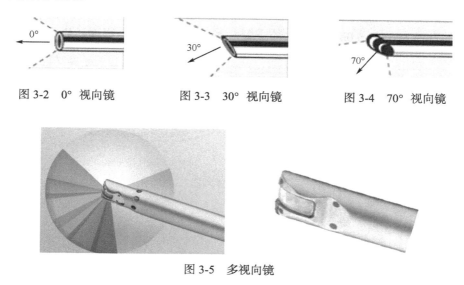

图 3-2　0° 视向镜　　　图 3-3　30° 视向镜　　　图 3-4　70° 视向镜

图 3-5　多视向镜

二、基 本 器 械

(一)穿刺器械

穿刺器械是手术中导入关节镜或手术器械所必需的，由套管和穿刺器组成。

1. 套管　套管(图 3-6)是关节镜的金属外套管，通过套管置入关节镜和保护镜体，一方面保护关节镜体和视野定位；另一方面作为关节灌注系统的进水和排水通道。不同直径的套管与不同直径的镜头相匹配，套管提供单阀门和双阀门选择，便于插入或移除关节镜的操作。

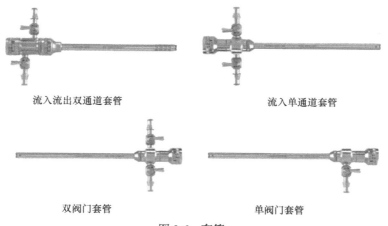

流入流出双通道套管　　　　　　　　流入单通道套管

双阀门套管　　　　　　　　单阀门套管

图 3-6　套管

2. 穿刺器 穿刺器(图 3-7)又称为穿戳器,分有锐性与钝性两种,作为套管的管芯用于关节穿刺。锐性穿刺锥在切皮后用于刺穿关节囊外的皮下组织和深筋膜;钝性闭孔器用于穿破滑膜引导套管进入关节腔,避免在穿刺进入关节腔内损伤关节内结构。一般穿刺器的直径为 3.0~6.0mm,过大的穿刺口易造成灌注液的溢出而妨碍观察手术。

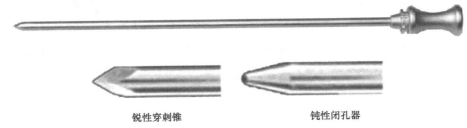

锐性穿刺锥　　　　　　　钝性闭孔器

图 3-7 穿刺器

(二)探钩

探钩(图 3-8)又称为探针,用于暴露、探查和拨动关节内的组织结构、病灶、游离体或异物等。前端刻度标记,用于判定关节内病变的大小、深度及发现某些难以观察的病理变化。直径一般为 2.0~3.0mm,针头圆钝或锐利,前端成 90°,多呈直钩状。

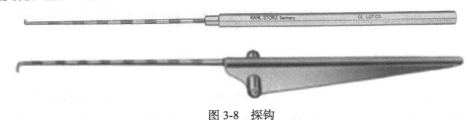

图 3-8 探钩

三、手 动 器 械

关节镜的手动器械主要有各式刀具、剪刀、钳类、测量器和某些特殊的器械等,它们成了医生双手的延续,使各种关节内操作成为现实。生产商研制出各种不同角度、更尖头的刀片和更小的尺寸来满足手术特殊要求;研制出符合人体力学的握柄设计(表 3-1)和更好达到关节内手术部位而设计的工作杆形状(表 3-2),来保证良好的舒适度和掌控度。

表 3-1　握柄设计列表

人体工程学手柄	环状手柄
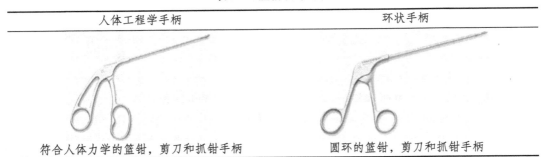	
符合人体力学的篮钳,剪刀和抓钳手柄	圆环的篮钳,剪刀和抓钳手柄

续表

雪茄手柄	锁扣手柄
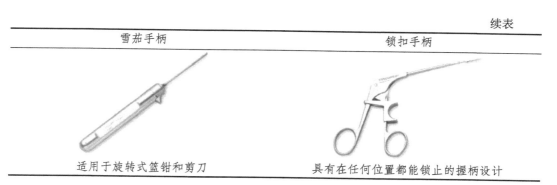	
适用于旋转式篮钳和剪刀	具有在任何位置都能锁止的握柄设计

表 3-2　工作杆形状列表

直型杆：适合直行入路
上咬型杆：头部 17° 上弯，适合半月板后区手术
上弯型杆：杆部 17° 上弯，使切割面与胫骨平台平行
左/右弯型杆：倾斜角可适用于半月板前区手术

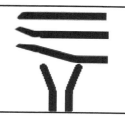

（一）刀剪类

1. 关节手术刀　用于切断关节内粘连、切除（削）损伤半月板的碎裂部分及其他病损组织结构，见图 3-9。

2. 钩刀　用于筋膜切开或半月板切除，其用力方向与推刀相反，钩刀由前向后拉动进行切割，见图 3-10。

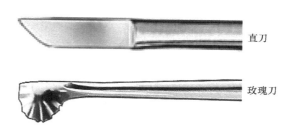

图 3-9　关节手术刀

3. 香蕉刀　相当于镜下剥离器，用于剥离粘连组织，具有切割、剥离、分离等作用，见图 3-11。

图 3-10　钩刀　　　　　　　　　　　　图 3-11　香蕉刀

4. 推刀　推刀的刀刃前端呈"V"形，用于推切组织，如半月板、软骨等，其推力方向与钩刀相反，见图 3-12。

5. 锉刀　用于清理各种关节面松动的软骨碎片并挫平关节面，是一种较锐利具有损伤性的器械，见图 3-13。

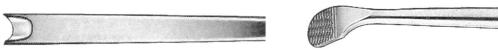

图 3-12　推刀　　　　　　　　　　　　图 3-13　锉刀

6. 刮匙　用于刮除或切割关节面损伤的软骨、纤维肉芽等组织。刮匙可分为环形和杯形两种，环形刮匙两面均锋利，带一轻微的弯曲弧度，便于软骨面的清创；杯形刮匙光滑圆润的背面使其在狭窄的间隙内使用更安全，在临床中逐渐替代环形刮匙，见图3-14。

7. 关节镜手术剪　用于剪切关节内软组织，如关节内滑膜及半月板的切割。直径一般为3.0～4.0mm，分为直剪、左弯剪与右弯剪3种类型，有直柄和左右弧形柄及钩状剪刀头等不同设计，可以适应不同部位的手术需要，见图3-15。

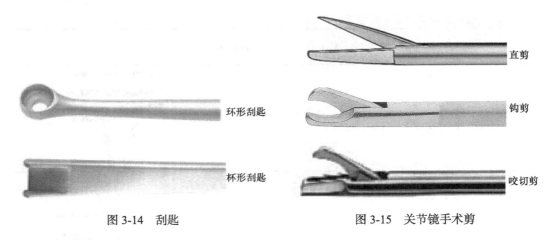

图3-14　刮匙　　　　　　　　　　　　图3-15　关节镜手术剪

（二）钳类

1. 咬切钳　咬切钳又称为篮钳，用于咬除、修剪半月板、软骨样组织、纤维化的滑膜组织，是半月板手术最常用的器械。根据需要设计有不同的直径、弧度、开口方向及切割刃口等多种规格。咬切钳直径3.0～5.0mm，按角度分为15°、30°和90°等，或称为直、侧向开口或弧形钳，见图3-16。

2. 抓钳　抓钳用于取出关节内物体，多数抓钳赋有棘齿闭合，可将组织牢牢地固定在齿板内。抓钳的齿板分为单动和双动；规则的锯齿状突齿或1～2个尖齿来更好地固定住抓取物，见图3-17。

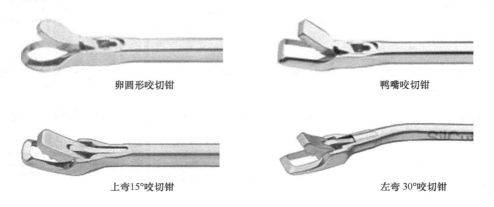

卵圆形咬切钳　　　　　　　　　　　　鸭嘴咬切钳

上弯15°咬切钳　　　　　　　　　　　左弯30°咬切钳

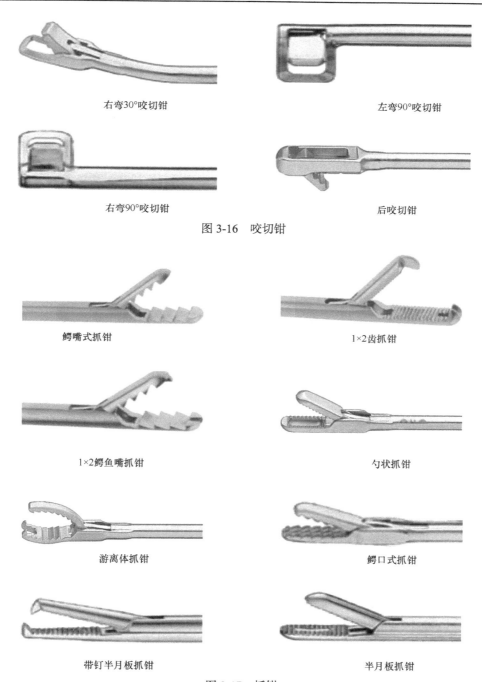

右弯30°咬切钳

左弯90°咬切钳

右弯90°咬切钳

后咬切钳

图 3-16 咬切钳

鳄嘴式抓钳

1×2齿抓钳

1×2鳄鱼嘴抓钳

勺状抓钳

游离体抓钳

鳄口式抓钳

带钉半月板抓钳

半月板抓钳

图 3-17 抓钳

3. 髓核钳 并非关节镜专用手术器械，但其具备了关节镜手术器械的特点，可进行滑膜活检、半月板切割等部分关节内手术操作。直径 4.0～5.0mm 的髓核钳在膝关节手术中使用较多，可用于半月板切除中残存碎片的去除、游离体取出和碎切，重建交叉韧带时髁间清理及髁间窝成形及骨道边缘韧带残端、软组织的清理等，见图 3-18。

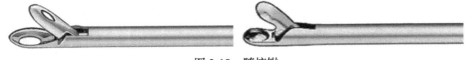

图 3-18　髓核钳

(三) 特殊专用器械

1. 半月板手术器械　主要用于修复外侧和内侧半月板后角，见图 3-19。

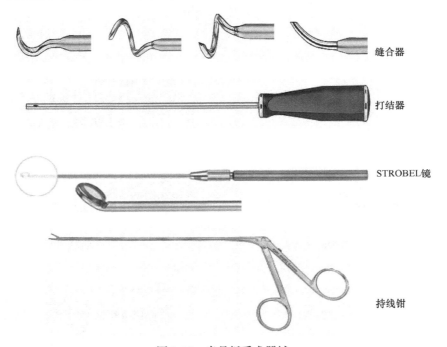

缝合器

打结器

STROBEL镜

持线钳

图 3-19　半月板手术器械

2. 交叉韧带重建手术器械　分为前、后交叉韧带重建 2 个系列，二者的区别在于定位器及移植物材料的辅助和固定器械有所不同，见图 3-20。

3. 微骨折手术器械　用于钻孔、微骨折技术修复软骨损伤，见图 3-21。

4. 肩关节手术器械　分为肩袖缝合器械和盂唇缝合器械 2 个系列。肩袖缝合器械用于肩袖的结构重建，其具有锋利的头端，手柄设计符合人体工程学原理。盂唇缝合器械用于盂唇的结构重建，根据组织结构的不同，有多款缝合装置可供选择（图 3-22）。

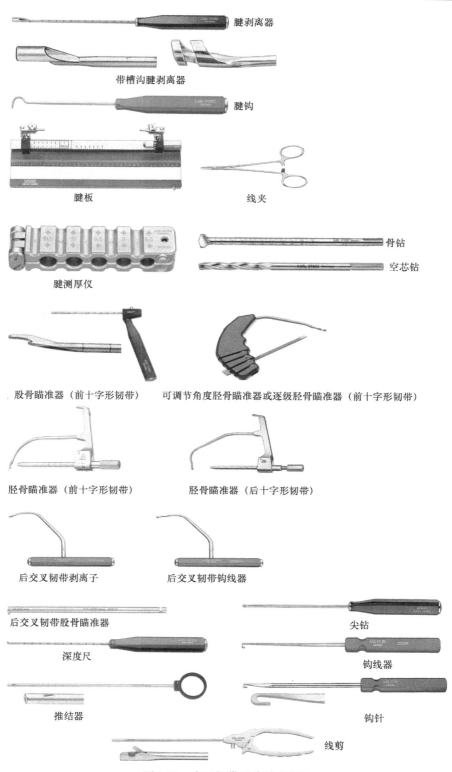

腱剥离器

带槽沟腱剥离器

腱钩

腱板

线夹

腱测厚仪

骨钻

空芯钻

股骨瞄准器（前十字形韧带）

可调节角度胫骨瞄准器或逐级胫骨瞄准器（前十字形韧带）

胫骨瞄准器（前十字形韧带）

胫骨瞄准器（后十字形韧带）

后交叉韧带剥离子

后交叉韧带钩线器

后交叉韧带股骨瞄准器

尖钻

深度尺

钩线器

推结器

钩针

线剪

图 3-20　交叉韧带重建手术器械

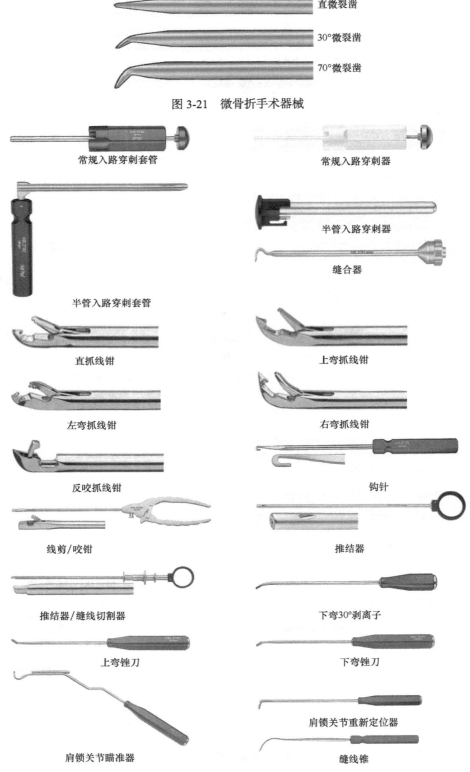

直微裂凿

30°微裂凿

70°微裂凿

图 3-21　微骨折手术器械

常规入路穿刺套管　　　　　　　　常规入路穿刺器

半管入路穿刺器

缝合器

半管入路穿刺套管

直抓线钳　　　　　　　　　　上弯抓线钳

左弯抓线钳　　　　　　　　　　右弯抓线钳

反咬抓线钳　　　　　　　　　　钩针

线剪/咬钳　　　　　　　　　　推结器

推结器/缝线切割器　　　　　　　下弯30°剥离子

上弯锉刀　　　　　　　　　　　下弯锉刀

肩锁关节重新定位器

肩锁关节瞄准器　　　　　　　　　缝线锥

图 3-22　肩关节手术器械

5. 髋关节手术器械　因髋关节周围组织厚实，关节位置较深，专门配备器械柄较长的专用器械，见图 3-23。

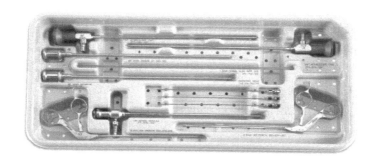

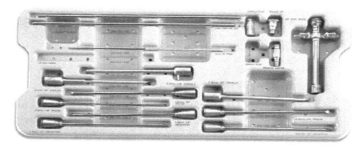

图 3-23　髋关节手术器械

6. 小关节手术器械　因小关节位置较浅，一般配有 1.9mm、2.3mm 和 2.7mm 小关节镜及相关器械，见图 3-24。

四、动 力 器 械

动力器械的发明和普及应用使关节镜的操作从以往的手动器械操作转变为

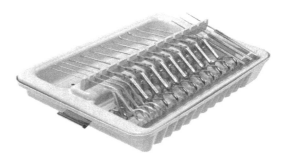

图 3-24　小关节手术器械

全自动器械模式，效率及精准度显著提高，且安全性更高。动力刨削系统的刀具，设计有刨削切割（刀头）系统和打磨（磨头）系列，顶端可有不同的尺寸用于不同的关节，有一次性使用和重复使用 2 种。

（一）刨削刀系列

动力刨削系统的刀头是由一系列刨削刀（图 3-25）组成，常用刨削刀头的直径为 4.5～5.5mm，也有为小关节而设计的 2.7mm 左右微型器械。动力刨削系统基本采用的是双套管形式的组合刀片，根据切割窗口的大小选择不同型号，分别用于滑膜、半月板、软骨的切削和清理。

1. 修整刨削刀　修整刨削刀的刃口设计安全，可在盲视下进行操作，通常用于滑膜绒毛的切除、软化和纤维化的软骨清理及半月板边缘修整。

2. 清理刨削刀 清理刨削刀的设计类似于吸引器头的外套管，可用于关节清理，可使软骨、滑膜绒毛及关节内组织碎屑通过孔眼吸入并清理。

3. 全半径刨削刀 全半径刨削刀属于无齿的刃口设计，可用于滑膜切除、关节面成形、半月板切割缘修整等一般性手术操作。

4. 半月板刨削刀 半月板刨削刀刃口的齿状设计使切割更为快捷。不同的齿状设计使刀具的切削力具有强弱之分，以适应不同的切割需要，主要用于半月板切割、交叉韧带残端的清除和关节内清理。

5. 前端刨削刀 前端刨削刀通过前端的开口可以直接将需要切割的组织吸入切除，用于关节清理。

(二)磨削系统

磨削系统由一系列不同形状与不同设计的钻头或打磨头(图3-26)组成，用于软骨或骨性结构的切除和磨削，如骨赘切除、髁间窝成形手术等。

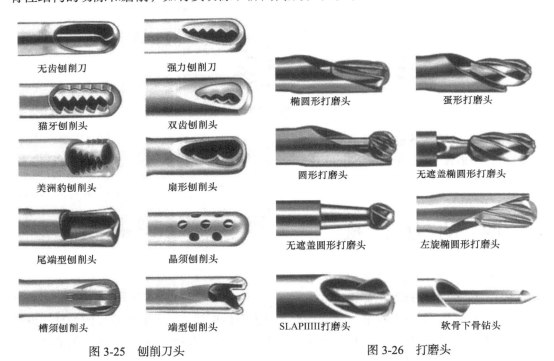

无齿刨削刀　　　　强力刨削刀

猫牙刨削头　　　　双齿刨削头

美洲豹刨削头　　　扇形刨削头

尾端型刨削头　　　晶须刨削头

槽须刨削头　　　　端型刨削头

图 3-25　刨削刀头

椭圆形打磨头　　　蛋形打磨头

圆形打磨头　　　　无遮盖椭圆形打磨头

无遮盖圆形打磨头　左旋椭圆形打磨头

SLAPIIIII打磨头　　软骨下骨钻头

图 3-26　打磨头

五、消融器械

消融电极配合射频消融系统到达工作部位，进行汽化融切、成形、清理、紧缩及止血等多种功能。消融电极根据作用功能分为单极和双极电极(图3-27)，双极射频影响范围更浅，更接近组织表面。可根据手术部位及间隙的大小进行选用。

（一）单极电极

射频能量通过单极电极传导入体内，通过电极板使患者成为电路的一部分，将射频能量安全导回射频主机。

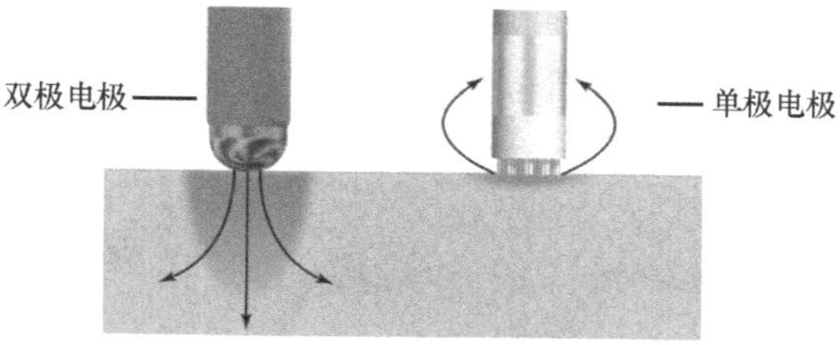

（二）双极电极

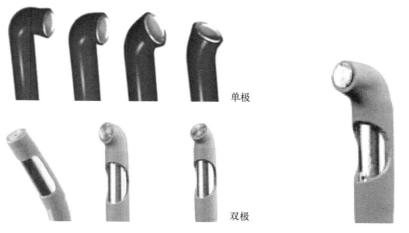

图 3-27　单极电极和双极电极

射频能量作用于治疗部位，能量直接在两极之间传递。

1. 消融电极　消融电极（图 3-28）能够进行汽化融切，用于半月板切除、滑膜切除、软骨修整手术。

2. 抽吸消融电极　抽吸消融电极（图 3-29）在提供多方向切除角度的基础上同时具有吸引功能，能吸出汽化融切过程中产生的气泡，增加组织的切除效果和能见度。

图 3-28　消融电极　　　　　图 3-29　抽吸消融电极

3. 收缩电极　收缩电极（图 3-30）提供一定的热度使关节囊收缩，控制深度 1.0～2.0mm，用于膝关节内侧和肩关节囊的紧缩。

4. 小关节专用电极　小关节专用电极（图 3-31）用于小关节术中精确的切割与消融。

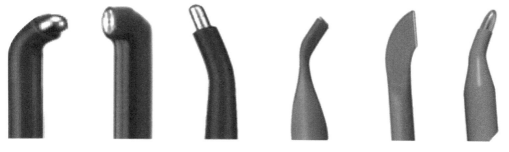

图 3-30　收缩电极　　　　　图 3-31　小关节专用电极

5. 髋关节专用电极　髋关节专用电极（图 3-32）用于髋关节手术，配有专用手柄，可在术中 0°～90° 任意弯曲，形成半球状立体覆盖，到达髋关节难以触及的区域。

6. 关节软骨专用电极 关节软骨电极刀头(图 3-33)用于清创及软骨软化。

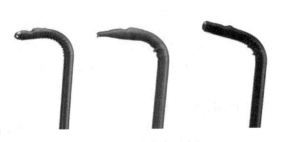 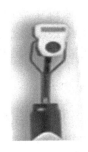

图 3-32　髋关节专用电极　　　　　　　图 3-33　关节软骨专用电极

第二节　脊柱内镜器械

一、脊柱内镜镜头

　　脊柱内镜手术器械的设计和开放手术使用的器械大致相同，但脊柱内镜手术器械需要足够的长度，以确保其通过中央工作通道到达病变部位。因此，椎间孔镜标准器械长度为 280～360mm，椎间盘镜标准器械长度约为 200mm。与其他内镜镜头相比，脊柱内镜镜头带有工作通道，手术操作通过内镜中的通道完成；内镜放入圆形套管后，在套管和内镜之间留有空隙，作为冲洗液的流出通道；镜头带有一定角度，提供与解剖术野相倾斜的视线。

　　组成部件

　　脊柱内镜的独特优势在于具有多个通道，可 360° 旋转，最基础的设计包括带管状套件的柱状镜头、工作通道、光纤通道、灌流通道、吸引通道及目镜载体(图 3-34)。

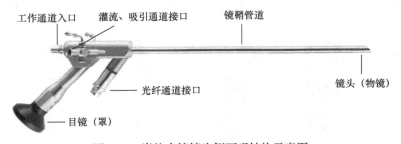

图 3-34　脊柱内镜镜头侧面观结构示意图

1. 柱状镜头 蓝宝石镜头，内部由传像光束连接镜体的物镜眼罩，实现手术图像传输。

2. 工作通道 手术器械由此处进入，通过镜鞘管道进入患者体内进行手术。

3. 光纤通道 镜体端连接光源接口，通过导光束连接光源，为术野成像提供光线支持。

4. 灌流通道　手术时冲洗液体通道。

5. 吸引通道　手术时引流液体通道。

6. 目镜载体　一般为通用目镜（罩），通过摄像头连接摄像系统。

二、内镜置入器械

脊柱内镜的可靠置入器械是导针、不锈钢或镍钛合导丝、序列扩张套管和工作套管。

1. 导针　导针也称为脊柱穿刺针，为长型、空芯针，用于在透视下经后外侧入路穿刺，经椎间孔硬膜外阻滞、穿刺定位和椎间盘造影，见图 3-35。

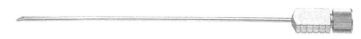

图 3-35　导针

2. 导丝　用于引导导杆置入及定位。当导针到达位置后，用导丝替换导针，并沿导丝置入空芯导杆，见图 3-36。

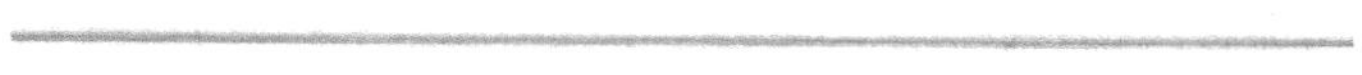

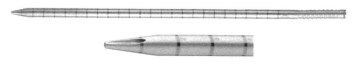

图 3-36　导丝

3. 导杆　导杆又称扩张器，是头端呈钝圆锥形套管，沿导丝置入进行通道扩张，锥形末端带孔有助于在置入时将神经组织挤压出手术野，避免损伤神经，见图 3-37。

图 3-37　导杆

4. 逐级扩张套管　用于逐级扩张软组织，逐级扩张时患者疼痛感弱。扩张套管尖端设计成尖锐形或钝圆形，逐级增加直径量，连续扩张用于放置工作套管的通道，如图 3-38。

5. 工作套管　工作套管（图 3-39）是一种圆形或椭圆形牵开器，被放置于最后一级扩张套管外侧。移除工作套管内芯，置入内镜获得脊柱和神经结构的直接影像。工作套管末端操作鞘（图 3-40）设计有多种形式，平口鞘防止回撤内镜时其他组织进入鞘口遮挡术野；鸟嘴形鞘在处理中央型椎间盘突出时拥有更大操作和观察范

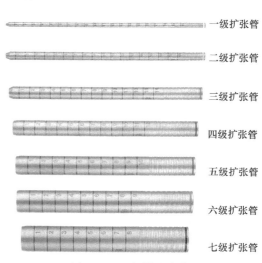

一级扩张管

二级扩张管

三级扩张管

四级扩张管

五级扩张管

六级扩张管

七级扩张管

图 3-38　逐级扩张套管

围；斜面鞘便于牵开硬膜囊。

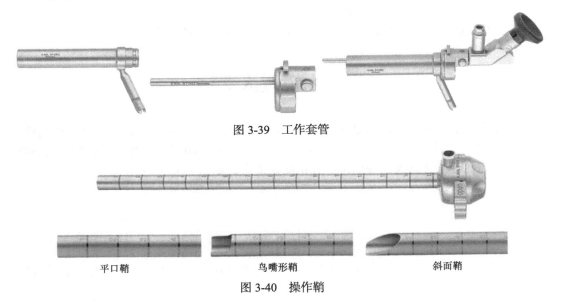

图 3-39　工作套管

| 平口鞘 | 鸟嘴形鞘 | 斜面鞘 |

图 3-40　操作鞘

6. 镜鞘固定手柄和医用锤　用于沿导杆置入工作套管或穿刺过程中辅助用力。医用锤头端配有无弹性带胶垫帽,防止回弹;固定手柄用于使用锤子时作为缓冲垫,见图 3-41。

7. 手柄　用于调节扩张套管,可调节,直径为 2.5~6.5mm,见图 3-42。

图 3-41　镜鞘固定手柄和医用锤　　　　　图 3-42　手柄

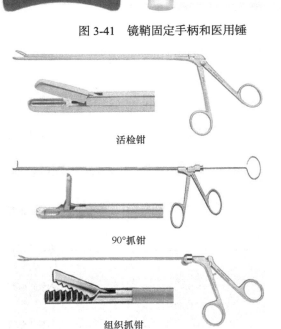

活检钳

90°抓钳

组织抓钳

图 3-43　抓钳

三、手 动 器 械

(一)钳类

1. 抓钳　抓钳用于分离并抓取组织,开口分为有齿和无齿两种,见图 3-43。

2. 髓核钳　用于在神经根和硬膜囊间的狭小空隙内,夹取髓核组织,见图 3-44。

3. 咬切钳　用于咬切骨性病变和椎板间入路黄韧带的部分离断,可深入孔隙进行抓取切除,见图 3-45。

4. 椎板咬骨钳　用于椎间盘切除的操作,其外径大于工作套管内径,可以直接通过工作套管进行椎间盘切除，见图 3-46。

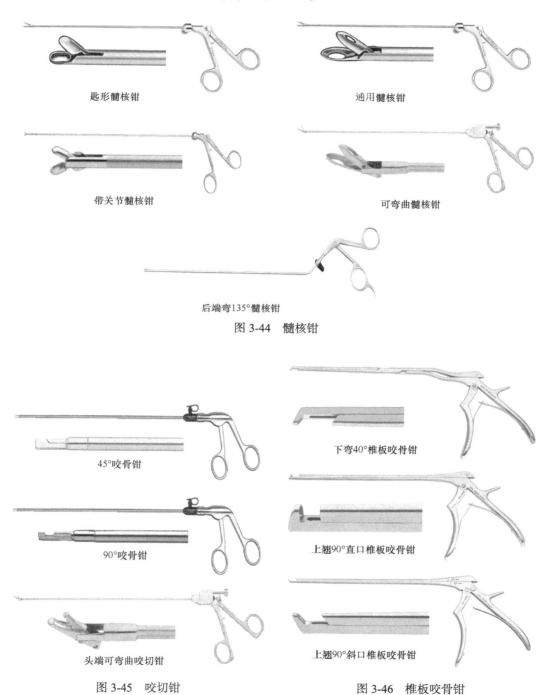

匙形髓核钳

通用髓核钳

带关节髓核钳

可弯曲髓核钳

后端弯135°髓核钳

图 3-44　髓核钳

45°咬骨钳

90°咬骨钳

头端可弯曲咬切钳

图 3-45　咬切钳

下弯40°椎板咬骨钳

上翘90°直口椎板咬骨钳

上翘90°斜口椎板咬骨钳

图 3-46　椎板咬骨钳

(二) 刀剪类

1. 钩剪　用于剪开韧带，见图 3-47。

2. 骨刮匙　用于椎管狭窄时的骨切削，见图3-48。

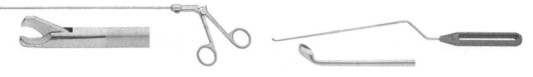

图 3-47　钩剪　　　　　　　　　　　　　图 3-48　骨刮匙

3. 环锯　用于椎间孔成形和切除上关节突或部分椎体。环锯为中空的圆柱形手术器械，有多种型号，工作端带有锋利的锯齿，在透视引导下经工作套管置入，见图3-49。

4. 扩孔钻　用于切除上关节突或部分椎体，在透视引导下经工作套管置入，粗壮逆行切割扩大锥孔，见图3-50。

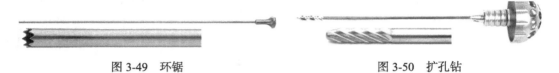

图 3-49　环锯　　　　　　　　　　　　　图 3-50　扩孔钻

（三）分离器械

1. 探钩　又称为探针，用于暴露、探查组织或从神经组织上分离椎间盘髓核。探钩末端无创球形设计，触诊探钩可360°旋转，从0°～90°弯曲，见图3-51。

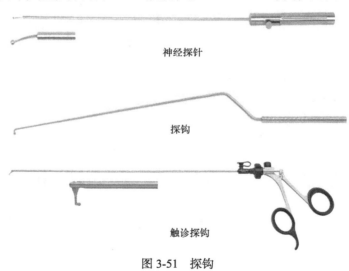

神经探针

探钩

触诊探钩

图 3-51　探钩

2. 剥离器　用于术中剥离、松解神经根，头端压舌板略弯，成15°，见图3-52。

3. 神经拉钩　用于术中牵开神经根，见图3-53。

四、电外科器械

1. 双极电凝钳　用于术中出血处理，见图3-54。

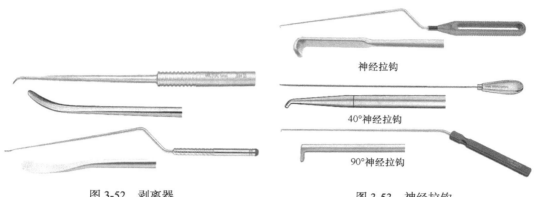

图 3-52　剥离器

神经拉钩

40°神经拉钩

90°神经拉钩

图 3-53　神经拉钩

2. 双极电凝棒　用于术中出血处理，见图 3-55。

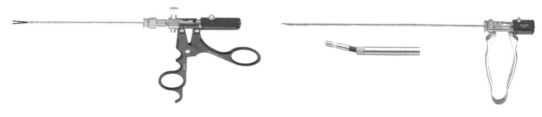

图 3-54　双极电凝钳

图 3-55　双极电凝棒

3. 单极电凝抓钳　用于夹取髓核组织，可用于术中出血处理，见图 3-56。

4. 单极电凝鸟嘴钳　单极电鸟嘴钳用于夹取髓核组织，可用于术中出血处理，见图 3-57。

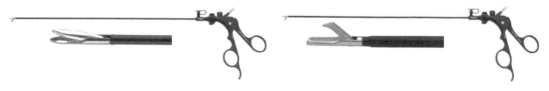

图 3-56　单极电凝抓钳

图 3-57　单极电凝鸟嘴钳

五、动力器械

磨钻：属于动力器械，主要配合动力系统主机，在内镜直视下切除骨或钙化椎间盘。磨钻钻头是球形的金刚石小圆钻，直径为 3.0mm 或 3.5mm，见图 3-58。

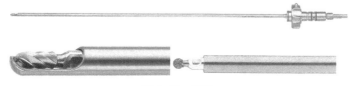

图 3-58　磨钻

六、消融器械

消融电极：属于消融器械，主要用于脊柱内镜手术的软组织切除（单极）和电凝（单极和双极），分为一次性和复用式电极手柄组件，见图 3-59。

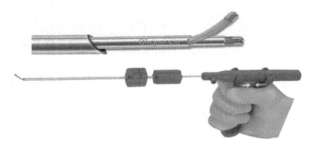

图 3-59　消融电极

参 考 文 献

敖英芳. 2006. 膝关节镜手术学. 北京：北京大学医学出版社.
陈坚. 2014. 膝关节镜手术学. 北京：人民卫生出版社.
丹尼尔·金. 2013. 顾卫东译.脊柱内镜手术技巧与演示. 顾卫东译. 上海：上海科学技术出版社.
高兴莲. 2012. 手术室专科护士培训与考核. 北京：人民军医出版社.
贺吉群. 2012. 图解内镜手术护理. 长沙：湖南科学技术出版社.
康健. 2016. 脊柱内镜技术精要. 北京：人民卫生出版社.
莱万多夫斯基. 2014. 脊柱内镜外科学. 马辉译. 上海：上海科学技术出版社.
刘玉杰. 2010. 骨关节疾病微创治疗与康复. 北京：人民军医出版社.
米勒. 2008. 关节镜教程. 朱振安等译. 北京：人民军医出版社.
王予彬. 2007. 关节镜手术与康复. 北京：人民卫生出版社.
魏革. 2014. 手术室护理学. 第 3 版. 北京：人民军医出版社.
张军花. 2016. 腹腔镜手术配合. 北京：科学出版社.
周肇庸. 2005. 现代关节镜外科学. 天津：天津科学技术出版社.

第二篇　各　　论

第四章　腕关节镜手术的护理配合

一、腕关节应用解剖

腕关节（图4-1）由手的舟骨、月骨、三角骨的近侧关节面作为关节头，桡骨的腕关节面和尺骨头下方的关节盘作为关节窝而构成，属于椭圆关节。腕关节关节囊松弛，关节前、后和两侧均有韧带加强，尺侧副韧带连于尺骨茎突与三角骨之间，桡侧副韧带连于桡骨茎突与舟骨之间，其中掌侧韧带最为坚韧，所以腕的后伸运动受限。

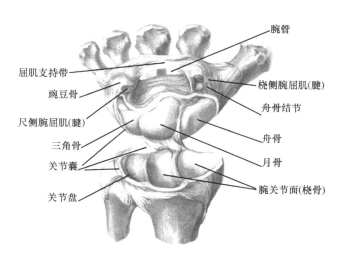

图 4-1　腕管和桡腕关节

二、腕关节镜手术入路穿刺点

腕关节镜手术入路穿刺点见图 4-2。

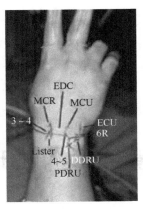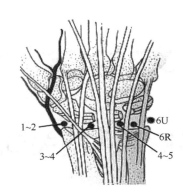

图 4-2　腕关节镜手术入路穿刺点

1. 1~2 穿刺点：极少使用，桡侧腕长伸肌腱桡侧与桡骨远端的交点。2. 3~4 穿刺点：首要入路点，桡骨背侧结节（Lister 结节）远侧 1~1.5cm。3. 4~5 穿刺点：桡腕关节水平的指总伸肌腱鞘与小指固有伸肌腱鞘之间。4. 6U 穿刺点：尺骨茎突远端、第 6 伸肌腱鞘尺侧。5. 6R 穿刺点：尺骨茎突顶端水平线与尺侧腕伸肌桡侧的交点。6. MCR 穿刺点：腕中关节水平、指总伸肌腱的桡侧。7. MCU 穿刺点：腕中关节水平、指总伸肌腱的尺侧。8. DDRU（DRUJ-1）穿刺点：桡骨尺骨切迹与尺骨头之间凹内。9. PDRU（DRUJ-2）穿刺点：下尺桡关节下尺桡窝

第一节　关节镜下桡腕关节检查术

一、适　应　证

1. 评估腕关节韧带损伤程度。
2. 腕关节软骨病变。
3. 滑膜组织病变。
4. 骨性病变。
5. 腕关节不稳定及不明原因的慢性腕关节疼痛。

二、麻　醉　方　式

臂丛神经阻滞或全身麻醉。

三、手术体位及仪器人员布局

1. 体位　平卧位，肩外展 90°、屈肘 90°、腕掌屈 15°，使用牵引塔，一般通过指套牵引示、中、无名 3 指，将前臂固定在牵引架的平板底座上，见图 4-3。

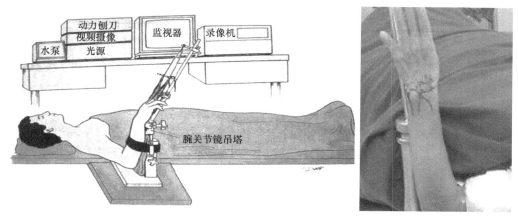

图 4-3 平卧位

2. 仪器人员布局 关节镜下桡腕关节检查术仪器人员布局，见图 4-4。

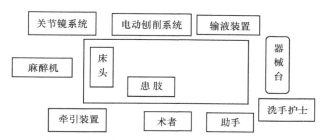

图 4-4 关节镜下桡腕关节检查术仪器人员布局

四、物 品 准 备

1. 设备准备 关节镜系统、电动刨削系统、吸引装置、牵引装置、冲洗系统（重力冲洗系统和泵冲洗系统）、电动止血仪及射频等离子系统。

2. 器械准备 直径 2.5～3mm 30° 的关节镜镜头、腕关节镜器械（穿刺器、不同弧度开口的篮钳、钩刀、探针、持物钳）、不同型号刨削刀头及射频消融等离子刀头。

3. 特殊物品准备 带导水管的手术贴膜、弹性绷带、驱血带、止血带、生理盐水 3L、进水管道、无菌记号笔、牵引指套或尼龙软指套。

五、手术步骤及配合

关节镜下桡腕关节检查术手术步骤及配合见表 4-1。

表 4-1　关节镜下桡腕关节检查术手术步骤及配合

手术步骤	手术配合
1. 选择合适的止血带（上肢止血带）	于患侧上臂上 1/3 处扎止血带，设定电动止血仪压力值及时间
2. 消毒、铺单	递卵圆钳夹持碘酊、酒精纱球消毒皮肤，协助铺好无菌单，递小干纱布 1 块、协助手术贴膜
3. 连接设备	器械护士提前 15min 检查器械性能是否正常、完整，并按顺序摆放整齐；整理连接摄像导线、光导纤维线、刨削刀手柄线、射频刀头、抽吸管及进水管路；巡回护士检查摄像系统、刨削系统、射频消融性能是否完好，将其连接到各设备对应端口
4. 驱血、止血带充气	器械护士递无菌驱血带驱血，巡回护士启动止血仪充气止血，并记录充气时间
5. 做体表标记	递无菌标记笔，在牵引状态下标记好腕部骨性标志及入路切口位置
6. 建立操作孔	见图 4-2
(1)3～4 点	递注射器针头，自 3～4 点入口插入，注入 5～10ml 生理盐水充盈关节，拔除针头，递尖刀于穿刺部位做皮切口，插入穿刺器，
(2)4～5 点	拔除内芯，递 30°关节镜镜头插入关节鞘内，关节镜监视下同
(3)6R 点	法建立 6R 入口，建立连续灌注系统，同法建立 4～5 点入口做辅助操作
7. 探查关节腔及韧带	递探针，遵循自桡侧向尺侧、远端向近端、掌侧向背侧、韧带至软骨的顺序进行探查
8. 清理关节腔	递刨削刀清理关节腔内增生的滑膜组织
9. 止血、冲洗	递射频消融止血，充分灌注冲洗关节腔，检查手术创面，清点物品数目
10. 缝合、包扎切口	撤离关节镜镜头，递酒精纱球消毒皮肤，缝合切口；纱布、棉垫覆盖切口，弹性绷带加压包扎
11. 松止血带	补充血容量，缓慢松开止血带，轻柔按摩受压皮肤

六、护 理 要 点

1. 关节镜主要由光导纤维材料构成，除金属外套等部件按常规手术器械清洗保管外，光导纤维切忌打折、扭曲，盘绕直径不得少于 30cm。

2. 器械护士提前 20min 洗手上台检查固定关节镜物品，防止因镜头与摄像手柄连接松动滑脱而损坏镜头。

3. 准确记录止血带充气时间，以免充气时间过长引起肢体缺血坏死，正确使用气压止血仪（见总论第二章第一节之六）。

4. 术中若取出活检组织，应妥善保管并在 30min 内用 10%甲醛溶液固定。

5. 关节镜手术中会使用大量的灌注液，故术中防湿很重要：①使用一次性无菌敷料单。②合理使用带导水管的手术贴膜，其开口置于患肢下并固定于大孔巾上，下端垂于患肢侧的污水桶内。③确保进、出水管正确连接和有效抽吸。

6. 牵引质量为 2～7kg，避免牵引不足影响手术空间，或过度牵引造成关节损伤。

7. 冲洗液灌注速度为 145ml/min 左右，压力为 100mmHg 左右。

第二节　关节镜下腕管松解术

一、适应证

腕管综合征非手术治疗失败或患者出现持续的失轴索症状——手指持续麻木、症状持续或紧张超过 1 年、感觉丧失和鱼际肌萎缩无力。

二、麻醉方式

局部麻醉联合静脉麻醉或浅表组织麻醉。

三、手术体位及仪器人员布局

手术体位及仪器人员布局同本章第一节。

四、物品准备

1. 设备准备　关节镜系统、电动刨削系统、吸引装置、牵引装置、冲洗系统(重力冲洗系统和泵冲洗系统)、电动止血仪及射频等离子系统。

2. 器械准备　直径 2.5～3mm 30° 的关节镜镜头、腕关节镜器械(套管、钩刀、探针、探针刀、三角刀、持物钳、滑膜起子)、掌弓保护器、弯曲钝头剥离器及掌弓压迫器。

3. 特殊物品准备　带导水管的手术贴膜、进水管、生理盐水 3L、弹性绷带及无菌记号笔。

五、手术步骤及配合

关节镜下腕管松解术手术步骤及配合见表 4-2；标识手术入口及出口见图 4-5。

表 4-2 关节镜下腕管松解术手术步骤及配合

手术步骤	手术配合
1. 选择合适的止血带（上肢止血带）	同本章第一节
2. 消毒、铺单	同本章第一节
3. 连接设备	同本章第一节
4. 驱血、止血带充气	同本章第一节
5. 注射局部麻醉药	递局部麻醉药皮下注射
6. 做体表标记（图 4-5）	递无菌标记笔标记手术出入口位置：从豌豆骨的近端向桡侧画 1 条长 1.0～1.5cm 的横线，于横线末端向近侧作 1 条长 0.5cm 的垂线，然后从垂线末端向桡侧引 1 条长 1cm 的虚线，即为入口；出口位于掌中部钩骨钩桡侧
7. 建立操作口	递尖刀，于手术入口处切开皮肤 6mm，用探针引导和分离皮下组织及腕管至手术出口处，再次递手术刀在手术出口处做 1 条 5mm 切口，推出探针；将掌弓保护器接在探头上，在掌弓保护器引导下置入开槽套管和内芯，拔出内芯，递关节镜头，从套管近端置入
8. 处理腕横韧带	递探刀，在内镜监视下，从远侧向近侧切割腕横韧带远端；递逆行钩刀，由近侧插入，向近端牵拉切割腕横韧带的近侧部；使用钩刀的钝头缘由远及近地紧缩厚层滑囊膜，当钩刀到达腕横韧带近端边缘处，将钩刀向远端前行完全松解韧带
9. 观察韧带切割效果	将患肢拇指完全外展，确认韧带已完全切断
10. 止血、清点物品	检查手术创面，清点物品数目
11. 缝合、包扎切口	撤离关节镜镜头，清点物品，递酒精纱球消毒皮肤，缝合包扎切口，协助医生用掌侧夹板固定患肢
12. 松止血带	补充血容量，缓慢松开止血带，轻柔按摩受压皮肤

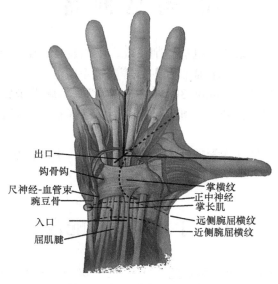

图 4-5 标记手术入口及出口

六、护 理 要 点

1～7. 同本章第一节关节镜下桡腕关节检查术护理要点。

8. 正中神经在腕管内位于第 3 指蹼与掌长肌腱连线的桡侧缘，术前应提醒术者做好标记，准确定位，防止神经损伤。

第三节 关节镜下腕间关节韧带损伤修复术

一、适 应 证

引起腕关节慢性疼痛的韧带断裂或损伤。

二、麻 醉 方 式

臂丛麻醉或局部麻醉。

三、手术体位及仪器人员布局

手术体位及仪器人员布局同图 4-4。

四、物 品 准 备

1. 设备准备 关节镜系统、电动刨削系统、吸引装置、牵引装置、冲洗系统(重力冲洗系统和泵冲洗系统)、电动止血仪及射频等离子系统。

2. 器械准备 直径 2.5～3mm 30°的关节镜镜头、腕关节镜器械(套管、钩刀、探针、探针刀、三角刀、持物钳、滑膜起子)、掌弓保护器、弯曲钝头剥离器及掌弓压迫器。

3. 特殊物品准备 带导水管的手术贴膜、进水管、生理盐水 3L、驱血带、绷带、弹性绷带及无菌记号笔。

五、手术步骤及配合

关节镜下腕间关节韧带损伤修复术手术步骤及配合见表 4-3。

表 4-3　关节镜下腕间关节韧带损伤修复术手术步骤及配合

手术步骤	手术配合
1. 选择合适的止血带（上肢止血带）	同本章第一节
2. 消毒、铺单	同本章第一节
3. 连接设备	同本章第一节
4. 驱血、止血带充气	同本章第一节
5. 注射局部麻醉药	递局部麻醉药皮下注射
6. 建立操作孔（图 4-2）	将含生理盐水 10ml 的注射器递给术者注入关节腔，使关节腔膨胀，扩大关节镜的操作空间；用尖刀分别在 MCR 穿刺点、MCU 穿刺点处切开皮肤 6mm，用止血钳分离皮下组织及腕管，插入圆钝头穿刺锥及带槽套管，于腕管远端出口处穿出皮肤；在套管的近端置入关节镜，套管槽沟朝上
7. 探查腕间关节韧带	关节镜下观察韧带受损程度，用探头推动舟骨、月骨、三角骨等，可以间接反映腕骨间韧带的弹性及连续性；递探钩探查外在的关节囊和内在的骨间韧带
8. 清理滑膜组织	递刨削刀充分清创，递射频消融刀头处理受损的腕间韧带，清除撕裂韧带上的各种脱离或脱落的不规则碎片，递电钻克氏针固定不稳定的腕关节位置
9. 止血、冲洗	射频等离子刀止血，充分灌注冲洗关节腔，检查手术创面，清点物品数目
10. 缝合、包扎切口	撤出镜头，清点物品数目，消毒皮肤，缝合切口，棉垫覆盖切口加压包扎
11. 松止血带	将止血仪放气，缓慢松开止血带，并告知麻醉医生

六、护 理 要 点

同本章第二节关节镜下腕管松解术。

第四节　腕关节镜下三角纤维软骨切除术

一、适　应　证

先天性、创伤性、退变性引起的腕关节三角纤维软骨损伤。

二、麻 醉 方 式

臂丛麻醉或局部麻醉。

三、手术体位及仪器人员布局

手术体位及仪器人员布局同本章第一节。

四、物 品 准 备

1. 设备准备　关节镜系统、电动刨削系统、吸引装置、牵引装置、冲洗系统(重力冲洗系统和泵冲洗系统)、电动止血仪及射频等离子系统。

2. 器械准备　直径 2.5～3.0mm 的 30° 关节镜镜头、腕关节镜器械(穿刺器、不同弧度开口的篮钳、套管、钩刀、探针、探针刀、三角刀、持物钳、滑膜起子)、掌弓保护器、弯曲钝头剥离器及掌弓压迫器。

3. 特殊物品准备　带导水管的手术贴膜、进水管、生理盐水 3L、驱血带、绷带、弹性绷带及无菌记号笔。

五、手术步骤及配合

腕关节镜下三角纤维软骨切除术手术步骤及配合见表 4-4。

表 4-4　腕关节镜下三角纤维软骨切除术手术步骤及配合

手术步骤	手术配合
1. 选择合适的止血带(上肢止血带)	同本章第一节
2. 消毒、铺单	同本章第一节
3. 连接设备	同本章第一节
4. 驱血、止血带充气	同本章第一节
5. 注射局部麻醉药	递局部麻醉药皮下注射
6. 建立操作孔(图 4-2)	用 10 号针头刺入桡腕关节，注入生理盐水 8～10ml，关节囊膨胀后用 11 号刀片分别在 6R 穿刺点、1～2 穿刺点、3～4 穿刺点切开皮肤 5mm；用直钳钝性分开软组织至关节囊，避开肌腱、血管；再用钝头套管自 6R 入口插入关节腔内，拔出钝头闭孔器，插入腕关节镜；在 1～2 入口插入冲水管，在 3～4 入口建立辅助器械管道
7. 探查关节腔、清理病灶	在腕关节镜监视下，插入探钩，探查三角纤维软骨板撕裂的形状和大小，递刨削器或等离子清除腕关节内尺侧的滑膜组织
8. 处理三角纤维软骨	如果在撕裂边缘发现易碎的薄层组织，则可自 3～4 入口插入刨削器切除这种片状组织，然后插入微型吸引式钻孔器或铲尖状篮钳，切除三角纤维软骨所有不稳定瓣块，并修整其边缘
9. 止血、冲洗	递射频消融刀对损伤的三角软骨盘及尺月韧带和尺三角韧带进行清创止血及冲洗
10. 缝合、包扎切口	撤出镜头，清点物品数目，消毒皮肤，缝合切口，棉垫覆盖切口加压包扎
11. 松止血带	将止血仪放气，缓慢松开止血带，并告知麻醉医生

六、护 理 要 点

同本章第二节关节镜下腕管松解术。

参 考 文 献

赖红燕. 2005. 腕关节镜手术的术中配合. 实用手外科杂志，19 (1)：60.

米琨，刘武，刘鹏飞，等. 2011. 腕关节镜下治疗三角纤维软骨复合体损伤. 中国修复重建外科杂志，25 (1)：5-8.

王予彬，王惠芳. 2007. 关节镜手术与康复. 北京：人民军医出版社.

徐建光，史其林. 2007. 内镜在手外科的应用. 上海：复旦大学出版社.

Miller MD, Cole BJ. 2008. 关节镜教程——临床技术指南. 朱振安译. 北京：人民军医出版社.

William B, Geissler. 2008. 实用腕关节镜学. 田光磊等译. 北京：人民卫生出版社.

Young-lae Moon MD, Sung-jae.Kim.MD, 玄文虎. 2003. 腕关节三角纤维软骨复合体损伤的关节镜治疗. 中国矫形外科杂志，11 (24)：1687-1689.

第五章　肘关节镜手术的护理配合

一、肘关节应用解剖

肘关节（图 5-1）由肱骨远端和尺、桡骨近端构成，包括肱尺关节、肱桡关节和桡尺近侧关节。肘关节有 3 个表面骨性标志，分别为尺骨鹰嘴尖、肱骨内上髁和外上髁，关节伸直时此 3 点标志处于同一水平线上，屈曲时此 3 点标志构成一个等腰三角形。肘关节可做前屈、后伸运动，也参与前臂的旋前和旋后运动。肱骨外上髁、桡骨小头、尺骨鹰嘴尖组成的区域为三角软点。

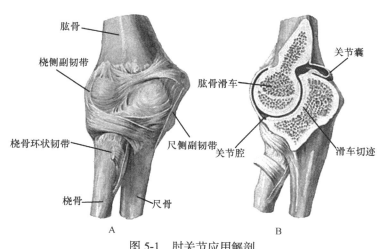

图 5-1　肘关节应用解剖

A. 肘关节前面观；B. 肘关节后面观

二、肘关节镜手术入路穿刺点

肘关节镜手术入路穿刺点见图 5-2。

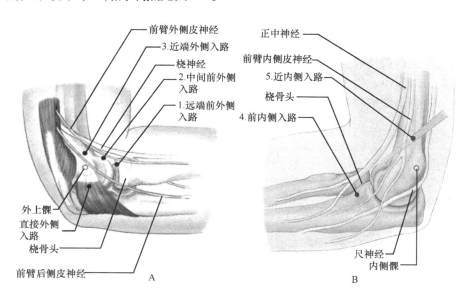

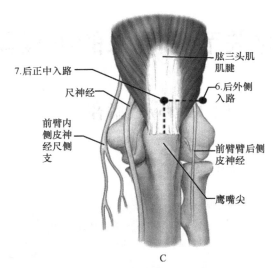

图 5-2 肘关节镜手术入路穿刺点

A. 外侧观；B. 内侧观；C. 后侧观

1. 远端前外侧入路：肱骨外上髁远侧 2cm、前侧 1cm；2. 中间前外侧入路：肱骨外上髁正前方 1cm；3. 近端外侧入路：肱骨外上髁近侧 2cm、肱骨外侧的前方 1cm；4. 前内侧入路：肱骨内上髁前方 2cm、远侧 2cm；5. 近内侧入路：肱骨内上髁近侧 2cm，内侧肌间隔的前方 1cm；6. 后外侧入路：屈曲位，尺骨鹰嘴尖近侧 3cm、肱三头肌肌腱的外侧缘；7. 后正中入路：鹰嘴突近侧 3cm、肱三头肌中心、距后外侧入路 2cm

第一节 肘关节镜检查术

一、适 应 证

1. 原因不明的肘关节疼痛，经其他诊断手段不能确诊者。
2. 肘关节游离体的诊断和摘除。
3. 创伤性或退行性肘关节屈曲性挛缩或粘连的松解。
4. 肘关节滑膜炎、骨关节炎、类风湿关节炎关节镜下滑膜部分切除清理。
5. 关节软骨病变或桡骨小头病变。

二、麻 醉 方 式

臂丛麻醉或全身麻醉。

三、手术体位及仪器人员布局

1. 体位　患者采取俯卧位、侧卧位或平卧位，见图5-3～图5-5。

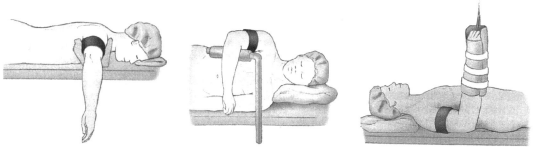

图 5-3　俯卧位　　　　　　图 5-4　侧卧位　　　　　　图 5-5　平卧位

2. 仪器人员布局　肘关节镜检查术以平卧位为例，仪器人员布局见图5-6。

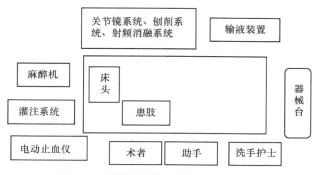

图 5-6　肘关节镜检查术仪器人员布局

四、物 品 准 备

1. 设备准备　关节镜系统、吸引装置、电动刨削系统、射频等离子系统、电动气压止血仪、关节牵引支架或悬吊装置、灌注扩张系统及动力系统。

2. 器械准备　直径 2.7mm 或 4.0mm 的 30° 关节镜头、肘关节镜手动器械(穿刺器、双阀门套管、大小篮钳、异物钳、探钩、钩刀等)、磨钻、刨削刀头及射频消融刀头。

3. 特殊物品准备　带导水管的手术贴膜、进水管、生理盐水 3L、驱血带、止血带、大棉垫、绷带及弹性绷带。

五、手术步骤及配合

肘关节镜检查术手术步骤及配合见表5-1。

表 5-1　肘关节镜检查术手术步骤及配合

手术步骤	手术配合
1. 体表标识	用记号笔标识出肱骨外上髁、内上髁、桡骨小头、肱骨小头及尺骨鹰嘴的位置，以及手术入路切口
2. 选择合适止血带	于患肢上 1/3 处扎止血带
3. 消毒、铺单	递卵圆钳夹持碘酊、酒精纱球消毒，铺好无菌单，递小干纱布 1 块协助粘贴手术贴膜
4. 连接设备	器械护士提前 20min 检查器械性能是否良好、配件是否齐全，按顺序摆放整齐；整理连接摄像导线、光导纤维线、刨削刀手柄线、射频刀头、抽吸管及冲洗管路；巡回护士检查摄像系统、刨削系统、射频系统性能是否完好，将其连接到各设备端口
5. 驱血、止血带充气	递驱血带驱血，止血带充气止血，记录充气时间
6. 建立操作孔（图 5-2）前外侧入路和前内侧入路	术前需要确认肘关节的骨性标志，包括尺骨鹰嘴、肱骨的内外上髁，桡骨小头，递 18 号穿刺针头确认入路，注入生理盐水以扩张关节囊间隙，递关节镜鞘套钝性套管穿破关节囊，拔出钝性穿刺器后，递 30° 关节镜镜头插入关节鞘内，打开进水管充盈关节腔，使术野清晰
7. 探查前间室，清理关节腔	递探钩拨开阻挡视野的软组织或递钩刀松解、显露关节内结构；篮钳或异物钳咬除或刨削刀清理软骨软化和游离体或骨赘，留取组织标本
8. 建立后外侧入路，探查后间室	递探钩检查鹰嘴，篮钳或异物钳咬除或递刨削刀清理滑膜组织及纤维组织。一般先通过关节外侧入路进行检查，到达对侧做内侧入路，然后通过交换棒，从内侧伸入关节镜，完成外侧的检查
9. 止血、冲洗	递射频刀止血，充分灌注冲洗关节腔，检查手术创面
10. 缝合、包扎切口	清点物品，撤除关节镜镜头，消毒缝合皮肤，纱布覆盖切口，弹性绷带加压包扎
11. 松止血带	补充血容量，缓慢松开止血带

六、护　理　要　点

1. 关节镜主要由光导纤维材料构成，除金属外套等部件按常规手术器械清洗保管外，光导纤维切忌打折、扭曲，放置时盘绕直径不得少于 30cm。

2. 器械护士提前 20min 上台检查连接固定关节镜物品，防止因镜头与摄像手柄连接松动滑脱而损坏镜头。

3. 在做切口时，不要"戳刺"，而是将刀尖放在皮肤上，拉起皮肤穿过手术刀，这样使皮下组织和感觉神经滑落到安全位置，递直钳或蚊式钳分离皮下组织减少神经损伤的风险。

4. 关节镜手术中会使用大量的灌注液，故术中防湿很重要：①使用一次性无菌敷料单。②合理使用带导水管的手术贴膜，其开口置于患肢下、固定于大孔巾上，下端垂于患肢侧的污水桶内。③确保进、出水管正确连接和有效抽吸。

5. 正确使用气压止血仪（见总论第二章第一节之六）。

6. 使用液体灌注泵时要注意压力不能过高，以免引起关节囊破裂。

7. 俯卧位时，注意皮肤、眼眶、足部、膝关节、生殖器等部位的防护，防止压疮。

8. 上肢牵引时，需要其他辅助设备来稳定肘关节，并注意稳定性，防止上肢过度牵引。

第二节　肘关节镜下游离体摘除术

一、适　应　证

关节创伤撞击、骨赘脱落、滑膜软骨瘤病及肱骨小头软骨的剥脱形成关节内的游离体。

二、麻　醉　方　式

全身麻醉或局部麻醉，多采用全身麻醉。

三、手术体位及仪器人员布局

1. 体位　平卧位、侧卧位或俯卧位（同本章第一节图5-3～图5-5）。

2. 仪器人员布局　以平卧位为例，仪器人员布局同本章第一节图5-6。

四、物　品　准　备

1. 设备准备　关节镜系统、吸引装置、电动刨削系统、射频等离子系统、电动气压止血仪、关节牵引支架或悬吊装置、灌注扩张系统及动力系统。

2. 器械准备　直径2.7mm或4.0mm的30°关节镜头、肘关节镜手动器械（穿刺器、双鞘套管、大小篮钳、异物钳、探钩、钩刀等）、磨钻、刨削刀头及射频消融刀头。

3. 特殊物品准备　带导水管的手术贴膜、进水管、生理盐水3L、驱血带、止血带、大棉垫、绷带及弹性绷带。

五、手术步骤及配合

肘关节镜下游离体摘除术手术步骤及配合见表5-2。

表 5-2　肘关节镜下游离体摘除术手术步骤及配合

手术步骤	手术配合
1. 体表标识	同本章第一节
2. 选择合适止血带	同本章第一节
3. 消毒、铺单	同本章第一节
4. 连接设备	同本章第一节
5. 驱血、止血带充气	同本章第一节
6. 建立操作孔 前外侧入路和前内侧入路	同本章第一节
7. 探查前间室,清除关节腔内游离体	递探钩拨开阻挡视野的软组织,显露关节内结构;先检查内侧沟,篮钳或抓钳咬除,或用刨削刀处理较小的碎片,巨大的游离体需要切碎成多个小块从套管中取出
8. 建立后正中入路,探查后间室(图 5-2)	递探钩从后正中入路检查鹰嘴周围纤维组织,检查有无隐藏的碎片,篮钳或异物钳咬除,或递刨削刀清理滑膜组织及纤维组织
9. 取出游离体	递游离体抓钳、直头和弯头抓钳取出游离体
10. 止血、冲洗	同本章第一节
11. 缝合、包扎切口	同本章第一节
12. 松止血带	同本章第一节

六、护 理 要 点

1～6. 护理要点同本章第一节。

7. 留取游离体时,为方便钳取,应控制好液体流速,套管中允许液体流出有助于吸引游离体接近关节镜,同时腰穿针也可帮助固定小碎片,取出的游离体妥善保管并在30min 内用 10%甲醛溶液固定。

第三节　关节镜下肘关节挛缩松解术

一、适 应 证

1. 肘关节外伤后瘢痕组织增生,滑膜炎继发纤维化等导致的肘关节伸直屈曲活动显著受限。

2. 肘关节挛缩使关节伸直受限超过 30°,肘关节创伤后导致的屈曲型挛缩。

二、麻 醉 方 式

全身麻醉或局部麻醉,多采用全身麻醉。

三、手术体位及仪器人员布局

1. 体位 俯卧位(同本章第一节图 5-3)。

2. 仪器人员布局 关节镜下肘关节挛缩松线术,仪器人员布局同本章第一节图 5-6。

四、物 品 准 备

同本章第一节,另需准备无菌止血带。

五、手术步骤及配合

关节镜下肘关节挛缩松解术手术步骤及配合见表 5-3。

表 5-3 关节镜下肘关节挛缩松解术手术步骤及配合

手术步骤	手术配合
1. 体表标识	用记号笔标识出肱骨外上髁、内上髁、桡骨小头、肱骨小头及尺骨鹰嘴的位置,并标记手术入路切口
2. 消毒、铺单、上止血带	递卵圆钳夹持碘酊、酒精纱球消毒,铺好无菌单,递小干纱布一块协助粘贴手术贴膜,于患肢上 1/3 处扎无菌止血带
3. 连接设备	器械护士提前 20min 检查器械性能是否良好、配件是否齐全,按顺序摆放整齐;整理连接摄像导线、光导纤维线、刨削刀手柄线、射频刀头、抽吸管及冲洗管路;巡回护士检查摄像系统、刨削系统、射频系统性能完好,将其连接到各设备端口
4. 驱血、止血带充气	驱血带驱血,止血带充气止血,记录充气时间
5. 扩张关节腔	用 18 号穿刺针从术前标识好的三角软点位置穿刺进入,注入 20~30ml 生理盐水扩张肘关节腔
6. 建立操作孔(图 5-2)	
(1) 近内侧入路	递尖刀给术者切开皮肤,关节镜鞘套钝性套管穿破关节囊,拔出钝性穿刺器后,递 30°关节镜镜头插入关节鞘内,打开进水管充盈并冲洗关节腔,使术野清晰
(2) 前外侧入路	递交换棒,由内到外建立前外侧入路
7. 探查关节前室,松解前方关节囊	递刨削刀或篮钳清理关节面以上的冠状和桡骨窝,创造陷凹;松解肱桡关节前侧部分,切除前方肘关节囊时注意保护桡神经
8. 建立后外侧入路(观察入孔),后正中入路(操作孔),松解后方关节囊(图 5-2)	递刨削刀或篮钳清理关节腔,清除鹰嘴窝内骨赘和瘢痕粘连组织,递射频消融刀清除致密的瘢痕组织,递磨钻修整鹰嘴及其骨赘,松解后方关节囊

手术步骤	手术配合
9. 尺神经减压，松解内侧关节囊	递探钩探查沿内侧关节囊行走的尺神经，松解局部组织粘连，递刨削刀松解后内侧关节囊
10. 止血、冲洗	同本章第一节
11. 缝合、包扎切口	同本章第一节
12. 松止血带	同本章第一节

六、护 理 要 点

1～6. 护理要点同本章第一节。

7. 摆放俯卧位时，将患者移动至手术床边缘，胸部、髋部、踝部垫软垫，保护患者的面部、颈部、生殖器、膝关节、踝部及足趾，防止术中压迫。同时用啫喱垫或带有软垫的臂架支撑固定手术侧肩外展，肘关节屈曲 90°，远端肢体自然下垂，可随时屈伸肘关节。

第四节　关节镜下肘关节炎治疗术

一、适 应 证

1. 骨关节炎引起的机械性症状和(或)关节疼痛，内科治疗无效。
2. 影响到关节功能的风湿性关节炎。
3. 肘关节的特殊损伤、竞技运动引起关节持续过度的负重压力引起的关节损伤。

二、麻 醉 方 式

全身麻醉或局部麻醉，多采用全身麻醉。

三、手术体位及仪器人员布局

1. 体位　侧卧位(同本章第一节图 5-4)。
2. 仪器人员布局　关节镜下肘关节炎治疗术，仪器人员布局同本章第一节图 5-6。

四、物 品 准 备

同本章第一节物品准备。

五、手术步骤及配合

关节镜下肘关节炎治疗手术步骤及配合见表 5-4。

表 5-4 关节镜下肘关节炎治疗手术步骤及配合

手术步骤	手术配合
1. 体表标识	同本章第一节
2. 上止血带、消毒、铺单	同本章第一节
3. 连接设备	同本章第一节
4. 驱血、止血带充气	同本章第一节
5. 扩张关节腔	同本章第三节
6. 建立操作孔（图 5-2）后外侧入路和后正中入路	递尖刀给术者切开皮肤，关节镜鞘套钝性套管穿破关节囊，拔出钝性穿刺器后，递 30°关节镜镜头插入关节鞘内，打开进水管充盈并冲洗关节腔，使术野清晰
7. 探查及清理后间室	递探钩检查鹰嘴，篮钳或异物钳咬除，或用递刨削刀清理滑膜组织及纤维组织
8. 松解后方关节囊	递刨削刀或篮钳清理关节腔，松解后方关节囊
9. 清除尺骨鹰嘴两边及鹰嘴窝内骨赘	递刨削刀或磨钻沿尺骨鹰嘴及鹰嘴窝清除骨赘
10. 建立前外侧入路、近内侧入路，探查及清理前间室	递探钩拨开阻挡视野的软组织或递钩刀松解、显露关节内结构；递刨削刀或磨钻清除肱骨桡侧及冠突窝内骨赘。篮钳咬除或刨削刀清理软骨软化和游离体，磨钻清除多余骨赘，必要时留取组织标本。递刨削刀或篮钳切除前关节囊。从肱骨上切除前方关节囊，切除桡骨小头及肱骨小头部位的关节囊
11. 止血、冲洗	同本章第一节
12. 缝合、包扎切口	同本章第一节
13. 松止血带	同本章第一节

六、护 理 要 点

1～6. 护理要点同本章第一节。

7. 侧卧位时，手臂置于平板，同时保持肩关节中立位。肘关节位置要略高于肩部，这样可以 360° 的活动范围内显露肘部，并可以避免关节镜器械或其他设备与患者躯体发生碰撞。

8. 手术结束后，检查并记录关节最大的活动范围。包扎时应保持关节直立位环形加压包扎，以减轻关节肿胀及关节内渗出。若包扎时关节保持屈曲位，可能导致关节内液体的聚集量最大。

9. 刨削刀切除前关节囊时注意不要使用吸引器，防止吸引器将神经及重要组织吸进刨削器的刀头内。

第五节　关节镜下桡骨头切除术

一、适　应　证

1. 桡骨小头病变或坏死。
2. 肱桡骨关节炎保守治疗失败。
3. 中老年粉碎性桡骨头骨折。

二、麻　醉　方　式

全身麻醉或局部麻醉，多采用全身麻醉。

三、手术体位及仪器人员布局

1. **体位**　俯卧位（同本章第一节图 5-3）。
2. **仪器人员布局**　关节镜下桡骨头切除术，仪器人员布局同本章第一节图 5-6。

四、物　品　准　备

同本章第三节。

五、手术步骤及配合

关节镜下桡骨头切除术手术步骤及配合见表 5-5。

表 5-5　关节镜下桡骨头切除术手术步骤及配合

手术步骤	手术配合
1. 体表标识	同本章第三节
2. 消毒、铺单、上止血带	同本章第三节
3. 连接设备	同本章第三节
4. 驱血、止血带充气	同本章第三节
5. 扩张关节腔	同本章第三节

续表

手术步骤	手术配合
6. 建立操作孔(图5-2)	
(1)近内侧入路	递尖刀给术者切开皮肤，关节镜鞘套钝性套管穿破关节囊，拔出钝性穿刺器后，递30°关节镜镜头插入关节鞘内，打开进水管充盈关节腔及冲洗关节腔，使术野清晰
(2)前外侧入路	递尖刀或交换棒，建立外侧入路为工作通道
7. 探查关节前室，确定桡骨头病变	篮钳或异物钳咬除，或递刨削刀清理滑膜组织及纤维组织，显露桡骨头，确定桡骨头的病变，探查肱骨小头和桡骨头关节软骨的破损、软骨面撕裂情况；从外侧入路，递刨削器，对关节的滑膜和撕裂的软骨进行初步清理，然后用打磨头切除桡骨头，切除范围4～5mm
8. 切除残余桡骨头，清理关节腔	递磨钻打磨桡骨至近端骨质至光滑，刨削刀清理关节腔内碎屑。必要时，建立前外中入路，保证切除后桡骨头残端光滑，清理关节内碎屑垃圾
9. 止血、冲洗	同本章第一节
10. 缝合、包扎切口	同本章第一节
11. 松止血带	同本章第一节

六、护 理 要 点

护理要点同本章第三节。

第六节　肱骨外上髁炎(网球肘)的关节镜治疗

一、适 应 证

1. 过度活动导致肘关节外侧疼痛，保守治疗持续症状仍不减轻的患者。
2. 早期顽固性网球肘。

二、麻 醉 方 式

全身麻醉。

三、手术体位及仪器人员布局

1. 体位　俯卧位(同本章第一节图5-3)。

2. 仪器人员布局 肱骨外上髁炎（网球肘）关节镜治疗，仪器人员布局同本章第一节图 5-6。

四、物 品 准 备

同本章第三节。

五、手术步骤及配合

肱骨外上髁炎（网球肘）的关节镜治疗手术步骤及配合见表 5-6。

表 5-6 肱骨外上髁炎（网球肘）的关节镜治疗手术步骤及配合

手术步骤	手术配合
1. 体表标识	同本章第三节
2. 消毒、铺单、上止血带	同本章第三节
3. 连接设备	同本章第三节
4. 驱血、止血带充气	同本章第三节
5. 扩张关节腔	同本章第三节
6. 建立操作孔（图 5-2）	
(1) 近内侧入路	递尖刀给术者切开皮肤，关节镜鞘套钝性套管穿破关节囊，拔出钝性穿刺器后，递 30°关节镜镜头插入关节鞘内，打开进水管充盈关节腔及冲洗关节腔，使术野清晰
(2) 近外侧入路	通过交换棒建立工作通道
(3) 前内侧入路	通过交换棒建立工作通道
7. 探查前间室，确定损伤程度	篮钳或异物钳咬除，或递刨削刀清理滑膜组织、游离体，清理前外侧关节囊，探查桡侧腕短伸肌肌腱起点处的炎性改变或磨损程度
8. 清理外侧滑膜和关节囊	通过前内侧入路入镜，近外侧入路为操作孔，递刨削刀清理外侧滑膜和关节囊，递关节镜剪刀分离桡侧腕短伸肌肌腱的深筋膜，递刨削刀清理
9. 显露肱骨外上髁软骨下皮质	递小磨钻去掉肱骨外上髁前方和远端外上髁棘的骨皮质
10. 清理术野，再次检查关节的前后室	刨削刀清理软骨软化和游离体或骨赘，直至显露正常肌纤维
11. 止血、冲洗	同本章第一节
12. 缝合、包扎切口	同本章第一节
13. 松止血带	同本章第一节

六、护 理 要 点

护理要点同本章第三节。

参 考 文 献

高兴莲. 2014. 手术室专科护理学. 北京：科学出版社.

刘玉杰，王岩. 2006. 实用关节镜手术学. 北京：人民军医出版社.

毛宾尧. 2012. 肘关节外科学. 第 2 版. 北京：人民卫生出版社.

王予彬，王惠芳. 2007. 关节镜手术与康复. 北京：人民军医出版社.

杨述华. 2007. 骨科微创手术学. 北京：人民卫生出版社.

Cole BJ，Sekiya JK. 2014. 肩肘膝运动医学手术技巧. 裴国献等译. 北京：人民军医出版社.

Cole BJ，Sekiya JK. 2016. 肩肘膝运动医学外科技术——肩肘分册. 第 2 版. 北京：人民军医出版社.

Miller MD，Cole BJ. 2008. 关节镜教程. 朱振安等译. 北京：人民军医出版社.

第六章　肩关节镜手术的护理配合

一、肩关节应用解剖

肩关节（图 6-1）是人体活动度最大的关节，可做三轴运动，即绕冠状轴做屈、伸；绕矢状轴做收、展；绕垂直轴做旋内、旋外等。由肱骨头与肩胛骨关节盂构成，关节盂周围有纤维软骨构成的盂唇。关节囊薄而松弛，向上附着于关节盂的周缘，向下附着于肱骨解剖颈，关节囊内有起自盂上结节的肱二头肌长头腱通过，腱的表面包绕滑膜，形成结节间滑液鞘，经结节间沟穿出后滑膜附着于囊外。关节囊周围的韧带少而弱，囊的上壁有喙肱韧带，连于喙突至肱骨大结节之间，其部分纤维编入关节囊的纤维层，囊的前壁和后壁也有许多的肌腱纤维编入囊的纤维层，增加其稳定性。

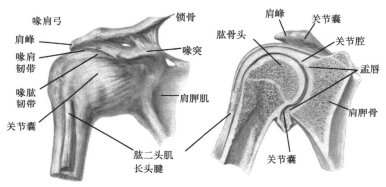

图 6-1　肩关节冠状面

二、肩关节镜手术入路穿刺点

肩关节入路穿刺点见图 6-2。

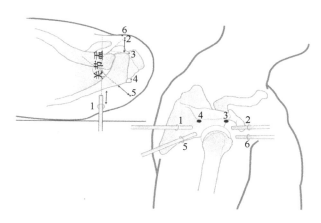

图 6-2　肩关节入路穿刺点

1. 后侧入路穿刺点：肩峰后外侧缘的下方 1～2cm、内侧 1～2cm 处；2. 前侧入路穿刺点：肩峰前外侧缘的内侧 2cm、下方 1cm 处；3. 前上外侧入路穿刺点：肩峰前外侧角的外侧 1～2cm 处；4. Port of Wilmington 入路穿刺点：肩峰后外侧角的前方约 1cm，外侧约 1cm；5. 后外侧入路穿刺点：肩峰后外侧角下方 4～5cm 处，并在后侧入路的外侧 4～6cm；6. 5 点钟位入路穿刺点：低位前侧入路下方 1cm 处，经过肩胛下肌腱的最外侧部分

第一节　肩关节镜检查术

一、适　应　证

1. 肩关节病。
2. 肩关节脱位。
3. 肱二头肌肌腱断裂。
4. 肩袖损伤。
5. 肩峰下撞击综合征。

二、麻　醉　方　式

气管插管全身麻醉或气管插管全身麻醉复合神经阻滞。

三、手术体位及仪器人员布局

（一）体位

1. 沙滩椅位　将患者平卧于手术床，头部固定于头托上，躯干抬起约 60°，髋关节屈曲 45°～60°，膝关节屈曲约 30°，患肢放置于可调节的上肢支架上，使肩关节及肩胛骨在术中能良好活动，见图 6-3。

2. 侧卧位　患侧向上，身躯后倾 25°，置腋下垫，固定躯干。将患侧上肢置入牵引袖套，连接牵引装置。用 10 磅（1 磅≈0.45kg）的力量纵向牵引，相似或稍小于 10 磅的力量外展牵引，见图 6-4。

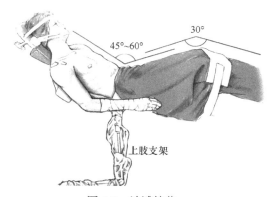

图 6-3　沙滩椅位

（二）仪器人员布局

肩关节镜检查术仪器人员布局见图 6-5。

四、物　品　准　备

1. 设备准备　关节镜系统、吸引装置、电动刨削系统、骨动力系统、灌注扩张系统、射频消融等离子系统和牵引装置。

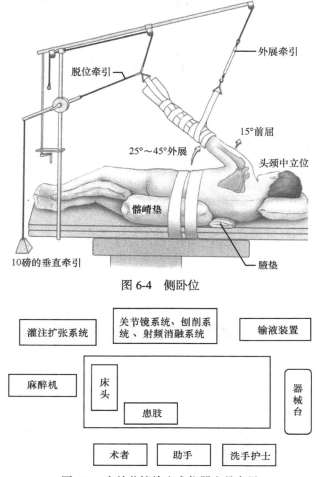

脱位牵引

外展牵引

15°前屈

25°～45°外展

头颈中立位

髂嵴垫

10磅的垂直牵引

腋垫

图 6-4 侧卧位

灌注扩张系统

关节镜系统、刨削系统、射频消融系统

输液装置

麻醉机

床头

患肢

器械台

术者

助手

洗手护士

图 6-5 肩关节镜检查术仪器人员布局

2. 器械准备 直径 4mm 的 30° 镜头、各种型号咬切钳（篮钳）、线剪、各种型号抓钳、探钩、钩刀、环形刮匙、肩关节镜器械（关节镜鞘及钝性内芯、5 mm 穿刺器、7mm 穿刺器、8.5mm 穿刺器、锉刀、各种型号抓线钳、缝合器、推结器、钩针、缝线切割器、锚钉定位器、钻头、关节内测深器）、不同型号刨削刀头、打磨头及射频消融等离子刀头。

3. 特殊物品准备 记号笔、腰椎穿刺针、0.8 mm 克氏针、肩关节缝合线、缝合锚钉、防水手术贴膜、带导水管的手术贴膜、生理盐水 3L 及灌注扩张系统管道。

五、手术步骤及配合

肩关节镜检查术手术步骤及配合见表 6-1。

表 6-1　肩关节镜检查术手术步骤及配合

手术步骤	手术配合
1. 体表标记	记号笔标记肩峰、锁骨远端及喙突尖的解剖位置
2. 消毒、铺单	常规消毒皮肤，铺单，术野贴手术贴膜
3. 连接设备	器械护士提前 15min 检查器械性能是否正常、齐全，顺序摆放整齐，连接摄像导线、光导纤维线、刨削手柄线和射频消融等离子刀头，抽吸管及冲洗管路，妥善固定；巡回护士检查摄像系统、刨削系统、射频消融等离子系统、抽吸系统，将其连接到各设备端口，确保性能完好
4. 穿刺并扩张关节腔	在肩峰后外缘向下向内，即肩关节后方处递腰椎穿刺针穿刺关节腔，用 20ml 注射器注入约 50ml 生理盐水，扩张关节囊
5. 建立操作孔 (图 6-2)	
(1) 后侧入路穿刺点	递 11 号尖刀切开皮肤约 5mm，止血钳分离皮下组织，干纱布拭血，置入 5mm 穿刺套管，递 30°关节镜镜头，插入关节镜鞘内，打开进水管充盈关节腔，使术野清晰
(2) 前侧入路穿刺点	必要时建第 2 个操作孔，递腰椎穿刺针或克氏针确定适当的进入角度，递 11 号尖刀切开皮肤，递小直钳扩口，递穿刺器插入关节腔，置入 7mm 穿刺套管，根据手术需要可另加操作孔
6. 检查关节腔	递探钩按顺序探查肩关节腔
(1) 找到肱二头肌长头腱止点	探查肱二头肌长头腱是否有肌腱撕裂、磨损、炎症等
(2) 检查长头腱滑车	检查长头腱滑车的完整性，是否有肱骨头外旋或内旋，肱二头肌长头腱是否存在脱位
(3) 检查肩袖	
(4) 检查关节盂及前方盂唇	于轻度外展位探查冈上肌腱及冈下肌腱的关节面
(5) 检查肱骨头	探查肱骨头是否有软骨损伤
(6) 检查下方隐窝	探查是否存在游离体
(7) 检查后方盂唇	探查后方盂唇及肱二头肌肌腱止点后方是否存在病变
(8) 检查盂肱韧带	于肩内旋、外旋位探查盂肱韧带及肩胛下肌腱止点
7. 止血、冲洗	射频消融等离子刀止血，充分冲洗关节腔，检查手术野，清点物品数目
8. 缝合、包扎切口	撤除关节镜，消毒皮肤，缝合切口；纱布、棉垫覆盖切口，绷带加压包扎

六、护 理 要 点

1. 关节镜主要由光导纤维材料构成，除金属外套等部件按常规手术器械清洗保管外，切忌打折、扭曲光导纤维，盘绕直径不得少于 30cm。

2. 连接仪器的脚踏用防水袋包裹，防止浸湿引起短路。

3. 器械护士提前 20min 上手术台检查连接固定关节镜物品，防止因镜头与摄像手柄连接松动滑脱而损坏镜头。

4. 射频消融等离子刀在进入关节腔之前夹闭吸引管，如遇电凝工作故障也可夹闭吸引管。如术中刀头堵塞可用腰穿针或注射器针头清理。刀头始终浸泡于灌洗液中，以免过热损坏刀头和灼伤组织。

5. 正确安置体位：①沙滩椅位时，将患侧肩部平手术床床沿，肩胛下垫一软枕，使患肢悬空；妥善固定头部、躯干和下肢，同时避免腓总神经受压及髋关节过度前屈损伤股外侧皮神经或影响下肢血供。②侧卧位时，患侧前壁牵引不可过重，以免造成不可逆的神经损伤。

6. 传递和使用穿刺器时，需注意穿刺器有锐性与钝性两种，锐性穿刺器在切开皮肤后用于刺穿关节囊外的皮下组织和深筋膜组织，再以钝性穿刺器穿破关节囊引导套管进入关节腔置入关节镜，可以避免在穿刺进入关节腔内损伤关节内结构。

7. 关节镜手术中会使用大量的灌洗液，故术中防湿很重要，包括以下几个方面：①使用一次性无菌敷料单。②合理使用带导水管的手术贴膜，其开口置于患肢下，固定于大孔巾上，下端垂于患肢侧的污水桶内。③确保进、出水管正确连接和有效抽吸，吸引器袋及时更换。

8. 保持灌洗液适宜压力，肩关节镜检时不能使用止血带，但因出血易影响视野，应持续灌注，保持关节内压力为 60～70mmHg（8～9.3kPa）。如有控制性降压的情况下，尽可能将收缩压与泵压差维持在约 30mmHg（4kPa）。灌洗液温度控制在 37℃，防止低体温的发生。

9. 术中若取出活检组织，应妥善保管并在 30min 内用 10%甲醛溶液固定。

第二节　肩关节镜下肩峰成形术

一、适　应　证

1. 原发性的机械性撞击。
2. 肩袖部分撕裂。
3. 肩袖不可修复的广泛撕裂。
4. 骨折继发的肩关节撞击。

二、麻　醉　方　式

气管插管全身麻醉，气管插管全身麻醉复合神经阻滞。

三、手术体位及仪器人员布局

1. **体位**　沙滩位（同本章第一节图 6-3）或侧卧位（同本章第一节图 6-4）。
2. **仪器人员布局**　肩关节镜下肩峰成形术，仪器人员布局同本章第一节图 6-5。

四、物品准备

1. 设备准备　关节镜系统、吸引装置、电动刨削系统、骨动力系统、灌注扩张系统、射频消融等离子系统及牵引装置。

2. 器械准备　直径 4mm 的 30° 镜头、各种型号咬切钳(篮钳)、线剪、各种型号抓钳、探钩、钩刀、环形刮匙、肩关节镜器械(关节镜鞘及钝性内芯、5mm 穿刺器、7mm 穿刺器、8.5mm 穿刺器、锉刀)、不同型号刨削刀头、打磨头及射频消融等离子刀头。

3. 特殊物品准备　记号笔、腰椎穿刺针、0.8mm 克氏针、防水手术贴膜、带导水管的手术贴膜、生理盐水 3L 及灌注扩张系统管道。

五、手术步骤及配合

肩关节镜下肩峰成形术手术步骤及配合见表 6-2。

表 6-2　肩关节镜下肩峰成形术手术步骤及配合

手术步骤	手术配合
1. 标记、消毒、铺单、连接设备	同本章第一节
2. 穿刺并扩张关节腔	同本章第一节
3. 建立操作孔 (图 5-2)	
(1) 后侧入路穿刺点	置入 5mm 穿刺套管
(2) 前侧入路穿刺点	置入 7mm 穿刺套管
(3) 外侧入路穿刺点	置入 7mm 穿刺套管
4. 肩关节镜检查	递探钩协助探查,通过关节镜视野对肩关节进行检查
5. 肩峰成形	
(1) 切除肩峰下间隙前半部的滑膜,确定肩峰,喙肩韧带和肩袖	递 11 号尖刀切皮,递刨削刀头从外侧入路插入,清除滑膜组织,递探钩探查肩峰
(2) 将三角肌内筋膜从入路口至肩峰外侧缘纵行切开,暴露外侧沟	递射频等离子电刀切开筋膜
(3) 切除肩峰下表面和锁骨远端的软组织,切开喙肩韧带	递射频等离子电刀切开软组织,完成喙肩韧带松解;递打磨器从外侧入路插入打磨预切骨质
(4) 从后侧入路观察,打磨肩峰前半部半导致渗血,作为完成肩峰成形的瞄准标志	递刨削刀头去除纤维软组织
(5) 从外侧入路观察,清除肩峰下间隙后方纤维脂肪组织	递磨钻打磨肩峰,递环形刮匙刮除多余骨赘
(6) 磨除肩峰前缘,磨平肩峰下表面,去除肩锁关节骨赘	递高速打磨头完善肩峰骨面

续表

手术步骤	手术配合
6. 止血、冲洗	射频消融等离子刀止血，充分冲洗关节腔，检查手术野，清点物品数目
7. 缝合、包扎切口	撤除关节镜，清点物品，消毒皮肤，缝合切口；纱布、棉垫覆盖切口，绷带加压包扎

六、护 理 要 点

1～9. 同本章第一节肩关节镜检查术。

10. 使用刨削刀头和磨钻时从套管进入，避免损伤周围组织。

11. 保留吸引器袋，过滤吸出的组织和游离体送病理标本。

第三节　肩关节镜下肩袖损伤修复术

一、适 应 证

1. 患者年龄小于 40 岁，考虑肩峰下压迫是肩峰下撞击造成的。

2. 诊断不能明确的患者。

3. 肩袖撕裂并有症状，肩袖回缩小于 2cm，全层撕裂长度小于 3cm，肩袖的组织情况较好。

二、麻 醉 方 式

气管插管全身麻醉，气管插管全身麻醉复合神经阻滞。

三、手术体位及仪器人员布局

1. **体位**　沙滩椅位(同本章第一节图 6-3)。

2. **仪器人员布局**　肩关节镜下肩袖损伤修复术仪器人员布局，同本章第一节图 6-5。

四、物 品 准 备

1. **设备准备**　关节镜系统、吸引装置、电动刨削系统、骨动力系统、灌注扩张系统、射频消融等离子系统及牵引装置。

2. 器械准备　直径 4mm 的 30°镜头、各种型号咬切钳(篮钳)、线剪、各种型号抓钳、探钩、钩刀、环形刮匙、肩关节镜器械(关节镜鞘及钝性内芯、5mm 穿刺器、7mm 穿刺器、8.5mm 穿刺器、锉刀、各种型号抓线钳、顺行缝线穿引器、逆行缝线穿引器、缝合器、推结器、钩针、缝线切割器、肌腱抓持器、锚钉定位器、钻头、关节内测深器)、不同型号刨削刀头、打磨头及射频消融等离子刀头。

3. 特殊物品准备　记号笔、腰椎穿刺针、0.8mm 克氏针、肩关节缝合线、带线锚钉、防水手术贴膜、带导水管的手术贴膜、生理盐水 3L 及灌注扩张系统管道。

五、手术步骤及配合

肩关节镜下肩袖损伤修复术手术步骤及配合见表 6-3。

表 6-3　肩关节镜下肩袖损伤修复术手术步骤及配合

手术步骤	手术配合
1. 标记、消毒、铺单、连接设备	同本章第一节
2. 穿刺并扩张关节腔	同本章第一节
3. 建立操作孔(图 6-2)	
(1)后侧入路穿刺点	置入 5mm 穿刺套管
(2)前侧入路穿刺点	置入 7mm 穿刺套管
(3)外侧肩峰下入路穿刺点	置入 7mm 穿刺套管
(4)后外侧入路穿刺点	置入 8.5mm 穿刺套管
4. 肩关节镜检查	递探钩协助探查肩关节
5. 肩峰下滑囊切除,清理肩袖撕裂边缘,肩峰成形,远端锁骨切除	递刨削刀头和射频等离子电凝切除炎性滑囊组织,显露肩峰下间隙,递圆头锉或磨钻清除多余骨赘
6. 修复肩袖撕裂	
(1)进行大结节骨床准备	递射频等离子电刀、刨削刀头清除软组织。递环形刮匙清除残留软组织至软骨缘。递打磨头打磨至电刀烧灼痕迹消失
(2)测量肩袖印迹由内至外的长度	递带刻度探钩测量长度
(3)确定撕裂类型,缝合撕裂部分,置入带线锚钉(单排和双排修复)	递肌腱抓持器评估肩袖,并确定是否有足够外移动度进行修补
1)新月形撕裂(直接用锚钉修复肩袖损伤)	递钻头钻孔,递开孔锥开路,递攻丝,递带线锚钉置入。递缝线穿引器过线,递缝线抓钳抓线,递推结器打结,递缝线切割器剪线
2)"U"形撕裂(边对边会集缝合,残余部分原位锚钉缝合)	
3)"L"形撕裂(锚钉修复后,长边聚集缝合)	
7. 止血、冲洗	射频等离子电凝止血,充分冲洗关节腔,检查手术创面,清点物品数目
8. 缝合、包扎切口	撤除关节镜镜头,消毒皮肤,缝合切口;纱布、棉垫覆盖切口,绷带加压包扎

六、护 理 要 点

1～9. 同本章第一节肩关节镜检查术。

10. 摆放沙滩椅体位时，妥善固定头部，保持头颈中立位，动作易轻缓，术中监测生命体征，避免血流动力学急剧波动，全身麻醉患者同时注意气管插管管道保护。

11. 肩袖损伤会应用各种缝合技术，护士应了解逆行缝合(从组织中拉回缝线的过程)和顺行缝合(将缝线穿入组织)知识，更好地配合医生手术。

第四节　肩关节镜下 SLAP 损伤修复术

一、适　应　证

1. 有机械性症状且 MRI 检查存在上盂唇疾患者。
2. 顽固性关节内症状而无明确诊断者。

二、麻　醉　方　式

气管插管全身麻醉，或气管插管全身麻醉复合神经阻滞。

三、手术体位及仪器人员布局

1. **侧卧位**　肩关节镜下 SLAP 损伤修复术侧卧位，同本章第一节图 6-4。
2. **仪器人员布局**　肩关节镜下 SLAP 损伤修复术仪器人员布局，同本章第一节图 6-5。

四、物　品　准　备

1. **设备准备**　关节镜系统、吸引装置、电动刨削系统、骨动力系统、灌注扩张系统、射频消融等离子系统及牵引装置。

2. **器械准备**　直径 4mm 的 30° 镜头、各种型号咬切钳(篮钳)、线剪、各种型号抓钳、探钩、钩刀、环形刮匙、肩关节镜器械(关节镜鞘及钝性内芯、3mm 穿刺器、5mm 穿刺器、7mm 穿刺器、锉刀、各种型号抓线钳、顺行缝线穿引器、逆行缝线穿引器、缝合器、推结器、钩针、缝线切割器、肌腱抓持器、锚钉定位器、钻头、关节内测深器)、不同型号刨削刀头、打磨头及射频消融等离子刀头。

3. **特殊物品准备**　记号笔、腰椎穿刺针、0.8mm 克氏针、肩关节缝合线、带线锚钉、防水手术贴膜、带导水管的手术贴膜、生理盐水 3L 及灌注扩张系统管道。

五、手术步骤及配合

肩关节镜下 SLAP 损伤修复术手术步骤及配合见表 6-4。

表 6-4　肩关节镜下 SLAP 损伤修复术手术步骤及配合

手术步骤	手术配合
1. 标记、消毒、铺单、连接设备	同本章第一节
2. 穿刺并扩张关节腔	同本章第一节
3. 建立操作孔（图 6-2）	
（1）后侧入路穿刺点	置入 5mm 穿刺套管
（2）前侧入路穿刺点	置入 7mm 穿刺套管
4. 诊断性肩关节镜检查	递探钩探查盂唇
判断 SLAP 损伤分型（Ⅰ～Ⅳ型）	递篮钳或刨削刀头对磨损盂唇进行清理（Ⅰ型和Ⅲ型）
5. 建立操作孔（图 6-2）	
（1）前上外侧入路穿刺点	置入 7mm 穿刺套管，用于置入锚钉，穿线和打结
（2）Port of Wilmington 入路穿刺点（盂肱韧带断裂时建立）	置入 3mm 穿刺器，仅用于锚钉置入
6. Ⅱ型 SLAP 损伤修复（除二头肌肌腱撕裂严重，Ⅳ型损伤与Ⅱ型损伤修复类似） （1）肩胛盂颈部准备 （2）锚钉置入 （3）打结，检查修复效果	递篮钳和刨削刀头清除软组织，形成渗血骨面。递磨钻磨平关节盂后部损伤。递环形刮匙清除关节盂转角较厚软骨；通过前上外侧入路递带线锚钉置于肱二头肌根部正下方。递缝线穿引器将缝线穿过盂唇上缘和后上缘。通过 Port of Wilmington 入路递带线锚钉将盂肱韧带固定于骨质上，递探钩检查肱二头肌肌腱张力和稳定性
7. 止血、冲洗	射频等离子电凝镜下止血，充分冲洗关节腔，检查手术创面，清点物品数目
8. 缝合、包扎切口	撤除关节镜镜头，清点物品，消毒皮肤，缝合切口；纱布、棉垫覆盖切口，绷带加压包扎

六、护理要点

同本章第一节肩关节镜检查术。

第五节　肩关节镜下冻结肩松解、清理术

一、适　应　证

非手术治疗 4～6 个月患者症状无改善或加重。

二、麻 醉 方 式

气管插管全身麻醉，或气管插管全身麻醉复合神经阻滞。

三、手术体位及仪器人员布局

1. 体位 沙滩椅位（同本章第一节图 6-3）。

2. 仪器人员布局 肩关节镜下冻结肩松解、清理术，仪器人员布局同本章第一节图 6-5。

四、物 品 准 备

1. 设备准备 关节镜系统、吸引装置、电动刨削系统、骨动力系统、灌注扩张系统、射频消融等离子系统及牵引装置。

2. 器械准备 直径 4mm 的 30° 镜头、各种型号咬切钳（篮钳）、线剪、各种型号抓钳、探钩、钩刀、环形刮匙、肩关节镜器械（关节镜鞘及钝性内芯、5mm 穿刺器、7mm 穿刺器、8.5mm 穿刺器、锉刀）、不同型号刨削刀头、打磨头及射频消融等离子刀头。

3. 特殊物品准备 记号笔、腰椎穿刺针、0.8mm 克氏针、防水手术贴膜、带导水管的手术贴膜、生理盐水 3L 及灌注扩张系统管道。

五、手术步骤及配合

肩关节镜下冻结肩松解、清理术手术步骤及配合见表 6-5。

表 6-5 肩关节镜下冻结肩松解、清理术手术步骤及配合

手术步骤	手术配合
1. 标记、消毒、铺单、连接设备	同本章第一节
2. 穿刺并扩张关节腔	同本章第一节
3. 建立操作孔（图 6-2）	
(1) 后侧入路穿刺点	置入 5mm 穿刺套管
(2) 前侧入路穿刺点	置入 7mm 穿刺套管
4. 肩关节镜检查	同本章第一节
5. 滑膜切除	递刨削刀头从前侧入路套管插入，刨削增生滑膜递射频等离子电凝止血
6. 肩袖间隙及关节囊松解	递射频等离子刀头松解关节囊及肩袖间隙

续表

手术步骤	手术配合
7. 止血、冲洗	射频等离子电凝止血，充分冲洗关节腔，检查手术创面，清点物品数目
8. 缝合、包扎切口	撤除关节镜镜头，消毒皮肤，缝合切口；纱布、棉垫覆盖切口，绷带加压包扎

六、护理要点

同本章第一节肩关节镜检查术。

第六节　肩关节镜下盂肱关节前方 不稳(Bankart 损伤)修复术

一、适　应　证

外伤所致肩关节前方不稳。

二、麻　醉　方　式

气管插管全身麻醉，或气管插管全身麻醉复合神经阻滞。

三、手术体位及仪器人员布局

1. **体位**　侧卧位(同本章第一节图 6-4)。
2. **仪器人员布局**　肩关节镜下盂肱关节前方不稳(Bankart 损伤)修复术，仪器人员布局同本章第一节图 6-5。

四、物　品　准　备

1. **设备准备**　关节镜系统、吸引装置、电动刨削系统、骨动力系统、灌注扩张系统、射频消融等离子系统、牵引装置。
2. **器械准备**　直径 4mm 的 30° 镜头、各种型号咬切钳(篮钳)、线剪、各种型号抓钳、探钩、钩刀、环形刮匙、肩关节镜器械(关节镜鞘及钝性内芯、5mm 穿刺器、7mm 穿刺器、8.5mm 穿刺器、锉刀、剥离子、各种型号抓线钳、顺行缝线穿引器、逆行缝线穿引器、缝合器、推结器、钩针、缝线切割器、肌腱抓持器、锚钉定位器、钻头、关节内测深器)、不同型号刨削刀头、打磨头及射频消融等离子刀头。

3. 特殊物品准备 记号笔、腰椎穿刺针、0.8mm 克氏针、防水手术贴膜、带导水管的手术贴膜、生理盐水 3L 及灌注扩张系统管道。

五、手术步骤及配合

Bankart 损伤修复术手术步骤及配合见表 6-6。

表 6-6 Bankart 损伤修复术手术步骤及配合

手术步骤	术中配合
1. 标记、消毒、铺单、连接设备	同本章第一节
2. 穿刺并扩张关节腔	同本章第一节
3. 建立操作孔(图 6-2)	
(1)后侧入路穿刺点	置入 5mm 穿刺套管
(2)前侧入路穿刺点	置入 7mm 穿刺套管
4. 肩关节镜检查	同本章第一节
5. 建立操作孔(图 6-2)	
前上外侧入路穿刺点	置入 8.5mm 穿刺套管
	递腰椎穿刺针或克氏针定位,选择合适位点,建立操作通道,通过此入路递探钩评估 Bankart 损伤
6. 松解关节囊	递剥离子剥离关节囊
7. 肩胛盂骨面新鲜化	递刨削刀头或打磨头打磨前方肩胛盂至骨表面渗血,递刮匙刮除肩胛盂前缘关节软骨,形成"渗血骨带"
8. 建立操作孔(图 6-2)	
5 点钟位入路穿刺点	置入 5mm 穿刺套管
9. 置入锚钉	(1)通过 5 点钟位入路,递导引器置入两枚带线锚钉于"渗血骨带"
	(2)通过前侧入路于 3 点钟位置置入带线锚钉
10. 打结缝线	递顺行缝线穿引器和逆行缝线穿引器,递推结器,递缝线切割器剪线
11. 止血、冲洗	射频等离子电凝镜下止血,充分冲洗关节腔,检查手术创面,清点物品数目
12. 缝合、包扎切口	撤除关节镜镜头,消毒皮肤,缝合切口;纱布、棉垫覆盖切口,绷带加压包扎

六、护 理 要 点

同本章第一节肩关节镜检查术。

参 考 文 献

伯克哈特. 2008. 肩关节镜手术技术. 赵金忠译. 上海：上海科学技术出版社.

伯克哈特. 2016. 肩关节镜手术技术指南. 林剑浩译. 天津. 天津科技翻译出版有限公司.

刘玉杰. 2013. 关节镜微创治疗关节内骨折. 北京：人民军医出版社.

裴国献. 2008. 现代微创骨科学. 北京：人民军医出版社

伊姆霍夫，福特，安宝拉. 2016. 骨科运动医学与运动创伤学手术图谱. 陈疾忤译. 北京：北京大学医学出版社.

张军花. 2016. 腹腔镜手术配合. 北京：科学出版社.

周肇庸. 2005. 现代关节镜外科学. 天津：天津科学技术出版社.

Canale ST，Beaty JH. 2009. 坎贝尔骨科手术学. 第 11 版. 北京：人民军医出版社.

Cole BJ，Sekiya JK. 2011. 肩肘膝运动医学手术技巧. 北京：人民军医出版社.

第七章 髋关节镜手术的护理配合

一、髋关节应用解剖

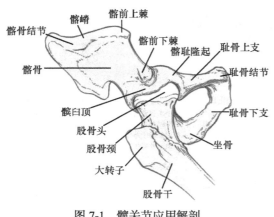

图 7-1 髋关节应用解剖

髋关节（图 7-1）是人体最大的球窝（杵臼）关节，由股骨头和髋臼组成，连接骨盆与下肢，关节周围有关节囊、韧带和肌肉保护。髋臼为髂骨、坐骨与耻骨共同形成的半球形杯状凹陷，直径约3.5cm，其关节面呈马蹄形，底部粗糙为髋臼窝。股骨头呈半球形，朝向前内上方，约在头的中央有股骨头凹，为股骨头韧带附着处，股骨头关节面为透明软骨覆盖。髋关节可以做三轴的屈、伸、展、收、旋内、旋外及环转运动。

二、髋关节镜手术入路穿刺点

髋关节镜手术入路穿刺点见图 7-2。

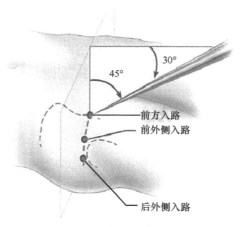

图 7-2 髋关节镜手术入路穿刺点

1. 前方入路：位于髂前上棘远端平均6.3cm处，穿越缝匠肌和股直肌肌腹，然后进入前方关节囊。2. 前外侧入路：穿过臀中肌于关节囊的外侧，沿其前缘进入关节，该入路的相对重要结构是臀上神经。臀上神经穿出坐骨切迹后，横向自前向后，经过臀中肌的深层表面。臀上神经与前后外侧入路的毗邻关系相同，相距平均约4.4cm。3. 后外侧入路：穿越臀中肌和臀小肌，在外侧关节后缘进入关节，途经梨状肌前上方。后外侧入路在关节囊水平靠近坐骨神经，距神经的外侧缘平均为

2.9cm

第一节　髋关节镜检查术

一、适　应　证

1. 髋关节游离体、盂唇撕裂、髋臼或股骨头软骨病变。
2. 股骨头缺血坏死、圆韧带损伤或断裂、滑膜病变。
3. 髋关节不稳及髋关节感染。
4. 无法缓解的髋关节疼痛。

二、麻　醉　方　式

全身麻醉或硬膜外麻醉。

三、手术体位及仪器人员布局

1. 体位　常采用平卧位或侧卧位。

（1）平卧位：手术需在牵引床上施行，采取平卧位牵引，患肢中立外展 25° 并做纵向牵引，牵引体位见图 7-3。

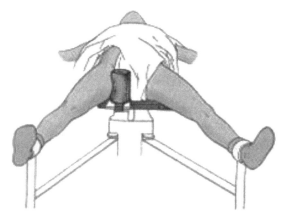

图 7-3　牵引体位

（2）侧卧位：患者麻醉后取侧卧位，将患侧髋关节置于上方，将患肢置于牵引装置中，并保持外展 20°～45°，髋关节屈曲和外展的大小，依关节挛缩的有无而定。如果髋关节存在屈曲和外展挛缩畸形，那么就在该位置进行牵引，以达到安全且充分牵引的目的。

2. 仪器人员布局　髋关节镜检查术以平卧牵引体位为例，仪器人员布局见图 7-4。

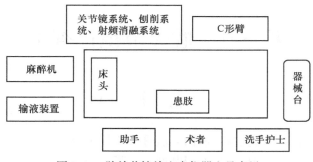

图 7-4　髋关节镜检查术仪器人员布局

四、物 品 准 备

1. 设备准备　关节镜系统、吸引装置、电动刨削系统、高流量的液体灌流系统、射频等离子系统、牵引床、可透过 X 线的手术床及 C 形臂 X 线机。

2. 器械准备　直径 4mm 的 30° 镜头和 70° 加长镜头、关节镜手动器械(髋关节穿刺锥、穿刺套管、双阀鞘管、18 号穿刺针及导丝、髋关节闭孔器、探钩、加长带槽导管、不同型号不同方向篮钳)、髋关节加长弧形刨削刀头、磨钻及射频等离子刀头。

3. 特殊物品准备　带导水管的手术贴膜、记号笔、50ml 注射器、弹性绷带、防护用具(铅衣、铅颈围、铅帽)、无菌透明 C 形臂套、生理盐水 3L、0.1%肾上腺素及一次性灌注系统管道等。

五、手术步骤及配合

髋关节镜检查术手术步骤及配合见表 7-1。

表 7-1　髋关节镜检查术手术步骤及配合

手术步骤	手术配合
1. 体位摆放(牵引体位)	患侧上肢悬吊于头部上,患侧贴床边;会阴部放置会阴柱对抗牵引,髋关节伸直、25°外展位,足靴自由旋转有利于观察股骨头;对侧下肢适当外展牵引以对抗患侧牵引
2. C 形臂 X 线透视判断牵引情况	患肢轻度外展,C 形臂 X 线机透视下判断牵引的情况并引导器械的方向,牵引应充分显露足够大的间隙以容纳 5mm 关节镜和器械
3. 标识手术切口	记号笔标识髋关节骨性标志、血管及神经走行,做好手术入路切口位置的准备
4. 消毒、铺单	递卵圆钳夹持碘酊、酒精纱球消毒,铺好无菌单,递小干纱布 1 块协助粘贴手术贴膜
5. 设备连接	器械护士提前 15min 检查器械性能是否正常、齐全,顺序摆放整齐;整理连接摄像导线、光导纤维线、刨削刀手柄线、等离子刀头、抽吸管及冲洗管路;巡回护士检查摄像系统、刨削系统、射频等离子刀性能完好,将其连接到各设备端口

续表

手术步骤	手术配合
6. 建立操作孔	
（1）C 臂机透视，关节腔穿刺	（1）在 X 线透视引导下，将 1 根 18 号腰椎穿刺针沿股骨大粗隆顶点与股骨干呈 45°处，进行髋关节腔内穿刺，当有落空感，注入生理盐水后能部分回抽出即表示已进入关节腔
（2）扩张关节腔	（2）递生理盐水 20ml 注入关节囊内扩充关节腔，以获得清晰的视野
（3）建立操作孔	（3）在 X 线透视的引导下按同一方向插入带尖头针芯的关节镜套管，穿透关节囊后，将尖头针芯换成钝头，尽量将套管插入关节，接上入水管。将关节镜连接套管，置入 30°与 70°关节镜头，打开进水管，在 X 线透视关节镜引导下依次增加操作孔
	（4）冲洗液为生理盐水 3L 联合 0.1%肾上腺素注射液 1ml
7. 显露关节腔，探查、处理病变组织	递探钩、蓝钳、咬切钳等器械进行关节腔内探查，分离阻挡视野的软组织，递钩刀松解瘢痕组织，刨削刀清除关节内陈旧性血肿，探查髋关节中央间室
8. 止血、冲洗	射频等离子刀止血，充分灌注冲洗关节腔，检查手术创面，清点物品数目，放置引流
9. 缝合、包扎切口	消毒皮肤，缝合切口；纱布、棉垫覆盖切口，弹性绷带包扎
10. 撤除牵引床	放松牵引肢体，补充血容量，撤除牵引床，轻柔按摩肢体

六、护 理 要 点

1. 关节镜主要由光导纤维材料构成，除金属外套等部件按常规手术器械清洗保管外，光导纤维切忌打折、扭曲，盘绕直径不得少于 30cm。

2. 器械护士提前 20min 上台检查连接固定关节镜物品，防止因镜头与摄像手柄连接松动滑脱而损坏镜头。

3. 穿刺器有锐性与钝性两种，锐性穿刺器在切开皮肤后用于刺穿关节囊外的皮下组织和深筋膜组织，再以钝性穿刺器穿破关节囊引导套管进入关节腔置入关节镜，可以避免在穿刺进入关节腔时损伤关节内结构。

4. 术中若取出活检组织，妥善保管并在 30min 内用 10%甲醛溶液固定。

5. 关节镜手术中会使用大量的灌注液，故术中防湿很重要：①使用一次性无菌敷料单。②合理使用带导水管的手术贴膜，其开口置于患肢下、固定于大孔巾上，下端垂于患肢侧的污水桶内。③确保进、出水管正确连接和有效抽吸。

6. 保持灌洗液适宜压力（高度 1.5～2.0m）：压力过小，气泡进入关节腔，影响视野；压力过大，冲洗液进入肌肉及软组织间隙易引起骨筋膜室综合征。

7. 摆放牵引床体位时，注意保护会阴部、悬吊的上肢和双足皮肤。会阴三角区用棉垫覆盖后贴一层手术粘贴膜，防止消毒液流入损伤皮肤，会阴柱可使用啫喱垫或泡沫敷料进行包裹，男性患者应防止会阴部出现挤压伤。悬吊的上肢、双足部可使用棉垫包裹进行皮肤保护。双足在包裹时应松紧适宜，露出足趾以便术中及时观察血供情况，包好后应由医生做牵引试验，观察牵引角度及足跟与固定槽之间固定是否牢固，会阴部与会阴柱之间是否出现摩擦，并观察足趾血供情况。牵引力量应不大于 75 磅（1 磅 ≈ 0.45kg），持续牵引时间不应超过 2h。

8. 术中加强巡视，安装、拆卸牵引床时注意患者的安全，防止坠床。

9. 使用透视系统时，注意保护医务人员及患者，尽量减少射线危害。

10. 由于髋关节活动受限及周围软组织肥厚，且术野较深，术前准备加长关节镜套管（直径为 4.5mm、5.0mm 和 5.5mm）、穿刺锥、导丝及配套器械；术中及时查看器械的完整性，防止异物遗留体腔。

11. 准备 30° 与加长 70° 关节镜头，30° 的关节镜观察髋臼中心部分和股骨头及髋臼窝的上部，70° 的关节镜观察关节外周部分。

12. 开启一次性刨削刀头时，注意检查核对其包装的完整性、有效期及型号。

第二节　髋关节镜下滑膜清理术

一、适　应　证

髋关节滑膜疾病包括类风湿关节炎、继发性滑膜炎、骨膜软骨瘤病、色素沉着绒毛结节性滑膜炎等。尽管不能将滑膜完全切除，但仍能达到缓解疼痛的目的。

二、麻　醉　方　式

全身麻醉或硬膜外麻醉。

三、手术体位及仪器人员布局

1. 体位　平卧位（牵引体位同本章第一节图 7-3）或侧卧位。

2. 仪器人员布局　髋关节镜下滑膜清理术仪器人员布局，同本章第一节图 7-4。

四、物　品　准　备

1. 设备准备　关节镜系统、吸引装置、电动刨削系统、骨动力系统、高流量的液体灌流系统、射频等离子系统、牵引床、可透过 X 线的手术床及 C 形臂 X 线机。

2. 器械准备　直径 4mm 的 30° 与 70° 加长镜头、关节镜手动器械（髋关节穿刺锥、穿刺套管、双阀鞘管、18 号穿刺针及导丝、髋关节镜闭孔器、探钩、加长带槽导管、不同型号不同方向篮钳）、髋关节加长弧形刨削刀头、磨钻及射频等离子刀头等。

3. 特殊物品准备　带导水管的手术贴膜、记号笔、弹性绷带、防护用具（铅衣、铅颈围、铅帽）、无菌透明 C 形臂套、生理盐水 3L、0.1%肾上腺素及一次性灌流系统管道等。

五、手术步骤及配合

髋关节镜下滑膜清理术手术步骤及配合见表 7-2。

表 7-2　髋关节镜下滑膜清理术手术步骤及配合

手术步骤	手术配合
1. 摆放体位(牵引体位)	同本章第一节
2. C 形臂 X 线透视判断牵引情况	同本章第一节
3. 标识手术切口	同本章第一节
4. 消毒、铺单	同本章第一节
5. 设备连接	同本章第一节
6. 建立操作孔	同本章第一节
(1)C 臂机透视，关节腔穿刺	
(2)扩张关节腔	
(3)建立操作孔	
7. 探查关节腔	递探钩、钩刀、蓝钳进行关节腔探查
8. 清理滑膜组织	递刨削刀系统清理滑膜组织、磨除骨赘、磨平锐利的骨质边缘，递蓝钳清除软骨碎片，等离子系统清理滑膜，切割软组织
9. 止血、冲洗	射频等离子刀系统止血，充分灌注冲洗关节腔，检查手术创面，清点物品数目
10. 缝合、包扎切口	撤除关节镜镜头，清点物品，消毒皮肤，缝合皮肤；纱布、棉垫覆盖切口，弹性绷带加压包扎
11. 撤除牵引床	放松牵引肢体，补充血容量，撤除牵引床，轻柔按摩肢体

六、护理要点

同本章第一节。

第三节　髋关节镜下髋关节软骨瘤切除术

一、适应证

髋关节囊挛缩症（如 Ehers-Danlos 综合征）、滑膜软骨瘤病、关节腔感染清理、全髋关节成形术后异物取出（隐性感染的诊断，关节内钢丝或骨水泥异物的取出）。

二、麻 醉 方 式

全身麻醉或硬膜外麻醉。

三、手术体位及仪器人员布局

1. 体位　仰卧位(牵引体位同图 7-3)或侧卧位。

2. 仪器人员布局　髋关节镜下髋关节软骨瘤切除术仪器人员布局同本章第一节图 7-4。

四、物 品 准 备

1. 设备准备　关节镜系统、吸引装置、电动刨削系统、骨动力系统、高流量的液体灌流系统、射频等离子系统、牵引床、可透过 X 线的手术床及 C 形臂 X 线机。

2. 器械准备　直径 4mm 的 30° 与 70° 加长镜头、关节镜手动器械(髋关节穿刺锥、穿刺套管、双阀鞘管、18 号穿刺针及导丝、髋关节镜闭孔器、探钩、加长带槽导管、不同型号不同方向篮钳)、髋关节加长弧形刨削刀头、磨钻及射频等离子刀头。

3. 特殊物品准备　带导水管的手术贴膜、记号笔、弹性绷带防护用具(铅衣、铅颈围、铅帽)、无菌透明 C 形臂套、生理盐水 3L、0.1%肾上腺素及一次性灌流系统管道等。

五、手术步骤及配合

髋关节镜下髋关节软骨瘤切除手术步骤及配合见表 7-3。

表 7-3　髋关节镜下髋关节软骨瘤切除手术步骤及配合

手术步骤	手术配合
1. 摆放体位(牵引体位)	同本章第一节
2. C 形臂 X 线透视判断牵引情况	同本章第一节
3. 标识手术切口	同本章第一节
4. 消毒、铺单	同本章第一节
5. 设备连接	同本章第一节
6. 建立操作孔	同本章第一节
(1)C 臂机透视,关节腔穿刺	
(2)扩张关节腔	

续表

手术步骤	手术配合
(3)建立操作孔	
7. 探查关节腔	递刨削刀系统清理髋臼窝的滑膜组织，递探钩、蓝钳等器械进行髋关节腔内探查，拨开周围软组织，切除病损边缘软骨瓣，注意软骨病损大小和部位，病损是否累及周围组织
8. 清理滑膜软骨瘤	
(1)采用套管冲洗取出小的游离体	(1)挂高流量冲洗液
(2)大的游离体用钳夹法取出	(2)递篮钳取出游离体
(3)清理髋臼窝的滑膜组织及游离体	(3)递刮匙、弧形刨削刀、篮钳等彻底清除滑膜及游离体
9. 止血、冲洗	递射频等离子刀止血，充分灌注冲洗关节腔，检查手术创面，清点物品数目
10. 缝合、包扎切口	撤除关节镜镜头，消毒并缝合并纱布、棉垫覆盖切口，弹性绷带加压包扎
11. 撤除牵引床	放松牵引肢体，补充血容量，撤除牵引床，轻柔按摩肢体

六、护 理 要 点

同本章第一节。

第四节　髋关节镜下髋臼盂唇损伤治疗术

一、适 应 证

股髋撞击综合征，负重状态下髋关节扭转，外伤(如交通事故、跌倒或碰撞伤)，反复劳损(如经常打高尔夫球)，以及髋关节发育不良和髋关节退行性变等。

二、麻 醉 方 式

全身麻醉或硬膜外麻醉。

三、手术体位及仪器人员布局

1. 体位　平卧位(牵引体位同本章第一节图7-3)或侧卧位。

2. 仪器人员布局　髋关节镜下髋臼盂唇损伤治疗术，仪器人员布局同本章第一节图7-4。

四、物 品 准 备

1. 设备准备 关节镜系统、吸引装置、电动刨削系统、骨动力系统、高流量的液体灌流系统、射频等离子系统、牵引床、可透过 X 线的手术床及 C 形臂 X 线机。

2. 器械准备 直径 4mm 的 30° 与 70° 加长镜头、关节镜手动器械(髋关节穿刺锥、穿刺套管、双阀鞘管、18 号穿刺针及导丝、髋关节镜闭孔器、探钩、加长带槽导管、不同型号不同方向篮钳)、髋关节加长弧形刨削刀头、磨钻及射频等离子刀头等。

3. 特殊物品准备 带导水管的手术贴膜、记号笔、弹性绷带、防护用具(铅衣、铅颈围、铅帽)、无菌透明 C 形臂套、生理盐水 3L、0.1%肾上腺素及一次性灌流系统管道等。

五、手术步骤及配合

髋关节镜下髋臼盂唇损伤治疗术手术步骤及配合见表 7-4。

表 7-4 髋关节镜下髋臼盂唇损伤治疗术手术步骤及配合

手术步骤	手术配合
1. 摆放体位(牵引体位)	同本章第一节
2. C 形臂 X 线透视判断牵引情况	同本章第一节
3. 标识手术切口	同本章第一节
4. 消毒、铺单	同本章第一节
5. 设备连接	同本章第一节
6. 建立操作孔	同本章第一节
(1)C 臂机透视,关节腔穿刺	
(2)扩张关节腔	
(3)建立操作孔	
7. 探查关节腔,清理滑膜组织	递探钩、篮钳检查软骨有无损伤,处理髋臼窝部增生的滑膜,检查盂唇的完整性,盂唇与髋臼软骨间是否存在条索撕裂间隔带,有无撕裂部的脱出。盂唇周围沟滑膜有无增生、充血。股骨头侧:软骨有无损伤,有无骨软骨缺损。必要时留取组织标本;递刨削刀去除各部位增生的滑膜
8. 盂唇损伤修复	
(1)盂唇撕裂已严重退变或断端游离:切断撕裂盂唇,磨削髋臼缘增生骨质	递磨钻清理髋臼增生骨质
(2)盂唇桶柄状撕裂切无明显退变:撕裂区髋臼盂唇骨床清理、磨削、将盂唇略向外侧移位,透视下将带线锚钉钉入骨床,缝合固定	递磨钻清理髋臼增生骨质,递探钩将盂唇向外侧移位,放置 C 形臂,递合适型号的带线锚钉在透视下进行盂唇的缝合固定

续表

手术步骤	手术配合
9. 止血、冲洗	射频等离子刀止血，充分灌注冲洗关节腔，检查手术创面，清点物品数目
10. 缝合、包扎切口	消毒皮肤，缝合切口；纱布、棉垫覆盖切口，弹性绷带包扎
11. 撤除牵引床	放松牵引肢体，补充血容量，撤除牵引床，轻柔按摩肢体

六、护 理 要 点

1～12. 同本章第一节。

13. 开启带线锚钉时，注意检查核对其包装的完整性、有效期及型号。

第五节　髋关节镜下髋臼肿瘤活检术

一、适 应 证

不明原因的髋关节疼痛，经 CT 等临床检查髋臼结构改变，需要进行髋臼肿瘤组织活检。

二、麻 醉 方 式

全身麻醉或硬膜外麻醉。

三、手术体位及仪器人员布局

1. 体位　平卧位(牵引体位同本章第一节图 7-3)或侧卧位。

2. 仪器人员布局　髋关节镜下髋臼肿瘤活检术仪器人员布局同本章第一节图 7-4。

四、物 品 准 备

1. 设备准备　关节镜系统、吸引装置、电动刨削系统、骨动力系统、高流量的液体灌流系统、射频等离子系统、牵引床、可透过 X 线的手术床及 C 形臂 X 线机。

2. 器械准备　直径 4mm 的 30° 与 70° 加长镜头、关节镜手动器械(髋关节穿刺锥、穿刺套管、双阀鞘管、18 号穿刺针及导丝、髋关节镜闭孔器、探钩、加长带槽导管、不同型号不同方向篮钳)、髋关节加长弧形刨削刀头、磨钻及射频等离子刀头等。

3. 特殊物品准备 带导水管的手术贴膜、记号笔、弹性绷带、防护用具(铅衣、铅颈围、铅帽)、无菌透明 C 形臂套、生理盐水 3L、0.1%肾上腺素及一次性灌流系统管道等。

五、手术步骤及配合

髋关节镜下髋臼肿瘤活检术手术步骤及配合见表 7-5。

表 7-5 髋关节镜下髋臼肿瘤活检术手术步骤及配合

手术步骤	手术配合
1. 摆放体位(牵引体位)	同本章第一节
2. C 形臂 X 线透视判断牵引情况	同本章第一节
3. 标识手术切口	同本章第一节
4. 消毒、铺单	同本章第一节
5. 设备连接	同本章第一节
6. 建立操作孔	同本章第一节
(1)C 臂机透视,关节腔穿刺	
(2)扩张关节腔	
(3)建立操作孔	
7. 探查	递探钩、篮钳等器械进行髋关节腔内探查
8. 髋臼肿瘤组织活检	递篮钳或异物钳等取出髋臼肿瘤组织
9. 止血、冲洗	射频等离子刀止血,充分灌注冲洗关节腔,检查手术创面,清点物品数目
10. 缝合、包扎切口	消毒皮肤,缝合切口;纱布、棉垫覆盖切口,弹性绷带包扎
11. 撤除牵引床	放松牵引肢体,补充血容量,撤除牵引床,轻柔按摩肢体

六、护理要点

同本章第一节。

第六节 髋关节镜下圆韧带损伤修复术

一、适 应 证

圆韧带损伤患者。

二、麻 醉 方 式

全身麻醉或硬膜外麻醉。

三、手术体位及仪器人员布局

1. 体位　平卧位(牵引体位同本章第一节图 7-3)或侧卧位。

2. 仪器人员布局　髋关节镜下圆韧带损伤修复术仪器人员布局同本章第一节图 7-4。

四、物 品 准 备

1. 设备准备　关节镜系统、吸引装置、电动刨削系统、骨动力系统、高流量的液体灌流系统、射频等离子系统、牵引床、可透过 X 线的手术床及 C 形臂 X 线机。

2. 器械准备　直径 4mm 的 30° 与 70° 加长镜头、关节镜手动器械(髋关节穿刺锥、穿刺套管、双阀鞘管、18 号穿刺针及导丝、髋关节镜闭孔器、探钩、加长带槽导管、不同型号不同方向篮钳)、髋关节加长弧形刨削刀头、磨钻及射频等离子刀头等。

3. 特殊物品准备　带导水管的手术贴膜、记号笔、弹性绷带、防护用具(铅衣、铅颈围、铅帽)、无菌透明 C 形臂套、生理盐水 3L、0.1%肾上腺素及一次性灌流系统管道等。

五、手术步骤及配合

髋关节镜下圆韧带损伤修复术手术步骤及配合，见表 7-6。

表 7-6　髋关节镜下圆韧带损伤修复术手术步骤及配合

手术步骤	手术配合
1. 摆放体位(牵引体位)	同本章第一节
2. C 形臂 X 线透视判断牵引情况	同本章第一节
3. 标识手术切口	同本章第一节
4. 消毒、铺单	同本章第一节
5. 设备连接	同本章第一节
6. 建立操作孔	同本章第一节
(1)C 臂机透视，关节腔穿刺	
(2)扩张关节腔	
(3)建立操作孔	

续表

手术步骤	手术配合
7. 圆韧带修复	递篮钳清除圆韧带残端；不论哪种类型的圆韧带损伤，均需清理局部病变组织
8. 止血、冲洗	射频等离子刀止血，充分灌注冲洗关节腔，检查手术创面，清点物品数目
9. 缝合、包扎切口	消毒皮肤，缝合切口；纱布、棉垫覆盖切口，弹性绷带包扎
10. 撤除牵引床	放松牵引肢体，补充血容量，撤除牵引床，轻柔按摩肢体

六、护 理 要 点

同本章第一节。

参 考 文 献

曹敏，王炬. 2015. 手术室腔镜使用与手术护理配合. 北京：人民军医出版社.

贺吉群. 2012. 图解内镜手术护理. 长沙：湖南科学技术出版社.

刘玉杰. 2010. 骨关节疾病微创治疗与康复. 北京：人民军医出版社.

王予彬，王惠芳. 2007. 关节镜手术与康复. 北京：人民军医出版社.

魏革. 2011. 手术室护理学. 第 2 版. 北京：人民军医出版社.

杨述华. 2006. 骨科微创手术学. 北京：人民军医出版社.

Miller MD，Cole BJ. 2008. 关节镜教程. 朱振安等译. 北京：人民军医出版社.

第八章 膝关节镜手术的护理配合

一、膝关节应用解剖

　　膝关节(图 8-1)主要由股骨下端、胫骨上端和前方的髌骨组成。膝关节内侧有内侧副韧带，起自股骨内上髁的内侧缘。膝关节外侧有外侧副韧带，起于股骨外上髁，止于腓骨小头。膝关节内有前后交叉韧带，前后交叉韧带分别附着于股骨髁间窝内、外侧壁和胫骨髁间隆起，连接股骨远端和胫骨近端，限制胫骨的前后移位，维持膝关节稳定。关节腔内，股骨和胫骨关节面间有 2 块纤维管骨板，分别为内侧半月板和外侧半月板。半月板外缘厚，与关节囊相连；内缘薄，游离于关节腔内。内侧半月板体积较大，呈 "C"形，前窄后宽，外缘中部与关节囊纤维层及胫侧副韧带相连；外侧半月板体积较小，呈 "O" 形，其外缘后部与腘绳肌腱相连。

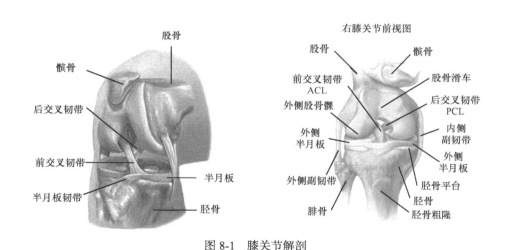

图 8-1　膝关节解剖

二、膝关节镜手术入路穿刺点

　　膝关节镜入路穿刺点见图 8-2。

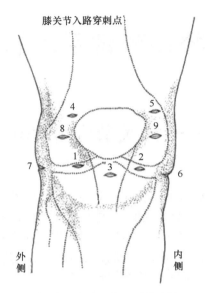

图 8-2 膝关节镜入路穿刺点

1. 前外侧穿刺点：于膝关节外侧关节线上 1cm、髌腱旁 1cm 处；2. 前内侧穿刺点：于膝关节内侧关节囊上 1cm、髌腱旁 1cm 处；3. 中央穿刺点：于髌骨下极下方 1cm，膑髌关节中线处；4. 髌骨上外穿刺点：于髌骨外上角上方 2.5cm 处；5. 髌骨上内穿刺点：于髌骨内上角上方 2.5cm 处；6. 髌骨后内侧穿刺点：于髌骨后内侧关节线上 1cm、股骨髁后内侧 1cm 处；7. 髌骨后外侧穿刺点：于髌骨后外侧关节线上 1cm、股骨髁后外侧 1cm 处；8. 髌骨旁外侧穿刺点：平髌骨尖、紧贴髌韧带外侧处；9. 髌骨旁内侧穿刺点：平髌骨尖、紧贴髌韧带内侧处

第一节　膝关节镜检查术

一、适　应　证

1. 膝关节血肿、积液。
2. 膝关节交锁。
3. 关节软骨损伤、关节痛、半月板损伤。
4. 膝关节周围病变。

二、麻　醉　方　式

硬膜外麻醉或腰硬联合麻醉。

三、手术体位及仪器人员布局

1. 手术体位　平卧位，患肢外展 30°，膝屈曲 45°，必要时使用下肢外侧挡板。

2. 仪器人员布局　膝关节镜检查术仪器人员布局见图 8-3。

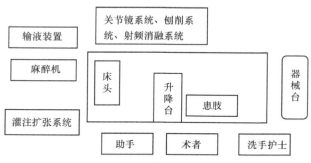

图 8-3　膝关节镜检查术仪器人员布局

四、物 品 准 备

1. 设备准备　关节镜系统、吸引装置、电动刨削系统、灌注扩张系统、射频等离子系统及电动止血仪。

2. 器械准备　直径 4mm 的 30° 广角关节镜、关节镜手动器械（穿刺器械、咬切钳、抓钳、关节镜手术剪、探钩、钩刀等）、不同型号刨刀头及射频消融等离子刀头。

3. 特殊物品准备　带导水管的手术贴膜、弹性绷带、驱血带、止血带、生理盐水 3L 及进水管路。

五、手术步骤及配合

膝关节镜检查术手术步骤及配合见表 8-1。

表 8-1　膝关节镜检查术手术步骤及配合

手术步骤	手术配合
1. 选择合适止血带	于患肢大腿上 1/3 处扎止血带
2. 消毒、铺单	递卵圆钳夹持碘酊、酒精纱球消毒，铺好无菌单，递小干纱布 1 块协助粘贴手术贴膜
3. 连接设备	器械护士提前 15min 检查器械性能是否正常、齐全，顺序摆放整齐；整理连接摄像导线、光导纤维线、刨削刀手柄线、等离子刀头、抽吸管及冲洗管路；巡回护士检查摄像系统、刨削系统、射频等离子刀性能完好，将其连接到各设备端口
4. 驱血、止血带充气	驱血带驱血，止血带充气止血，记录充气时间

续表

手术步骤	手术配合
5. 建立操作孔 (图 8-2) (1) 前外侧穿刺点 (2) 前内侧穿刺点	递尖刀给术者切开皮肤, 关节镜鞘套钝性套管穿破关节囊, 拔出钝性穿刺器后, 递 30°关节镜镜头插入关节鞘内, 打开进水管充盈关节腔及冲洗关节腔, 使术野清晰
6. 探查关节腔、韧带及半月板, 活体组织取出等	递探钩拨开阻挡视野的软组织或递钩刀松解、显露关节内结构; 递钩剪处理半月板破裂边缘, 咬切钳咬除半月板, 留取组织标本
7. 清理滑膜组织	递刨削刀清理半月板及滑膜组织
8. 止血、冲洗	射频等离子刀止血, 充分灌注冲洗关节腔, 检查手术创面, 清点物品数目
9. 缝合、包扎切口	撤除关节镜镜头, 消毒皮肤, 缝合切口; 纱布、棉垫覆盖切口, 弹性绷带加压包扎
10. 松止血带	补充血容量, 缓慢松开止血带, 轻柔按摩受压皮肤

六、护 理 要 点

1. 关节镜主要由光导纤维材料构成, 除金属外套等部件按常规手术器械清洗保管外, 光导纤维切忌打折、扭曲, 盘绕直径不得小于 30cm。

2. 器械护士提前 20min 上台检查连接固定关节镜物品, 防止因镜头与摄像手柄连接松动滑脱而损坏镜头。

3. 术中若取出活检组织, 妥善保管并在 30min 内用 10%甲醛溶液固定。

4. 关节镜手术中会使用大量的灌注液, 故术中防湿很重要: ①使用一次性无菌敷料单。②合理使用带导水管的手术贴膜, 其开口置于患肢下、固定于大孔巾上, 下端垂于患肢侧的污水桶内。③确保进、出水管正确连接和有效抽吸。

5. 保持灌洗液适宜压力(1.5～2.0m), 压力过小, 气泡进入关节腔, 影响视野; 压力过大, 冲洗液进入肌肉及软组织间隙易引起骨筋膜室综合征。

6. 确保止血带的安全、有效使用, 严防止血带并发症的发生。

第二节　膝关节镜下半月板损伤切除术

一、适 应 证

1. 半月板部分切除: 适用于半月板游离缘部分撕裂、柄桶样撕裂、纵行及斜行撕裂。

2. 半月板全部切除: 适合于半月板横断撕裂伴缺损或水平层状撕裂, 半月板已无法修复的病例。

二、麻 醉 方 式

硬膜外麻醉或腰硬联合麻醉。

三、手术体位及仪器人员布局

1. 手术体位　平卧位，患肢外展 30°，膝屈曲 45°，必要时使用下肢外侧挡板。

2. 仪器人员布局　膝关节镜下半月板损伤切除术仪器人员布局同本章第一节图 8-3。

四、物　品　准　备

1. 设备准备　关节镜系统、吸引装置、电动刨削系统、灌注扩张系统、射频等离子系统及电动止血仪。

2. 器械准备　直径 4mm 的 30° 广角关节镜、关节镜手动器械(穿刺器械、咬切钳、抓钳、关节镜手术剪、探钩、钩刀等)、不同型号刨刀头及射频刀头。

3. 特殊物品准备　带导水管的手术贴膜、弹性绷带、驱血带、止血带、生理盐水 3L、进水管路；半月板修补缝合另需准备一次性半月板缝合器、推结剪线器、半月板锉及高分子矫形夹板。

五、手术步骤及配合

膝关节镜下半月板损伤切除术手术步骤及配合见表 8-2。

表 8-2　膝关节镜下半月板损伤切除术手术步骤及配合

手术步骤	手术配合
1. 选择合适止血带	同本章第一节表 8-1
2. 消毒、铺单	同本章第一节表 8-1
3. 连接设备	同本章第一节表 8-1
4. 驱血、止血带充气	同本章第一节表 8-1
5. 建立操作孔	同本章第一节表 8-1
6. 探查内侧半月板撕裂的范围，裂口两端的位置及裂口的深浅，明确半月板需切除的范围	递探钩分离软组织或递钩刀松解，显露关节内结构 递钩剪处理半月板破裂边缘，咬切钳咬除损伤部位半月板的内侧缘，直到撕裂部分全部咬除为止。递探钩检查是否还有撕裂存在，如仍存有撕裂再进一步咬除，至正常半月板为止
7. 修整半月板边缘	递咬切钳或电动刨刀将咬除的半月板边缘修整成弧形
8. 需要时进行半月板边缘缝合修补	(1)递刨削系统、消融系统对关节腔及腔内组织进行清理，用半月板锉做修补区域损伤半月板的准备工作，使损伤处的半月板创面新鲜化，以促进缝合后半月板的修复 (2)准备一次性半月板修补器及推结剪线器。拆除修补器的裂口套管，修剪半月板修补器的外层保护套(剪除前端的 1.6cm)，将缝合进针时的深度限制在 1.6cm。然后将修剪好的缝合器针杆连同外层保护套重新套入裂口套管中，以针尖缩入套管 1～2mm 即可备用

续表

手术步骤	手术配合
	(3) 将准备好的缝合器置入关节内，根据半月板损伤的类型选择进针的角度和缝合方法(垂直或水平缝合)，利用修补器进行损伤处半月板的褥式缝合，撤出针尖及手柄，用推结修剪器将结推至半月板，推线确保固定牢靠后剪断多余的缝线
	(4) 相同的方法缝合同一部位或其他部位的损伤半月板，一般缝合的针数由损伤的严重程度决定
	(5) 用探钩确认缝合部位是否牢固，检查有无遗漏损伤的半月板
9. 止血、冲洗	射频等离子刀止血，充分灌注冲洗关节腔，吸除碎片。检查手术创面，清点物品数目
10. 缝合、包扎切口	撤除关节镜镜头，清点物品，消毒皮肤，缝合切口；纱布、棉垫覆盖切口，弹性绷带加压包扎。行半月板缝合修补术需在包扎伤口后给予高分子夹板单纯后托外固定

六、护 理 要 点

1~6. 同本章第一节膝关节镜检查术。

7. 合理使用抗生素，在上驱血带前10min用抗生素，以保证手术切口有效的血药浓度，防止感染的发生。

8. 使用高分子矫形夹板时，严格按照产品说明方法来使用，并向患者告知有关注意事项。

第三节　膝关节镜下软骨损伤清理钻孔术

一、适 应 证

1. 软骨损伤有疼痛、关节肿胀等症状，损伤达到软骨下骨层，损伤大小 $0.5\sim3.0cm^2$ 为绝对适应证。

2. 关节软骨损伤大小超过 $3.0cm^2$ 为相对适应证。

二、麻 醉 方 式

硬膜外麻醉或腰硬联合麻醉。

三、手术体位及仪器人员布局

1. 手术体位　平卧位，患肢外展30°，膝屈曲45°，必要时使用下肢外侧挡板。

2. 仪器人员布局 膝关节镜下软骨损伤清理钻孔术仪器人员布局同本章第一节图 8-3。

四、物 品 准 备

1. 设备准备 关节镜系统、吸引装置、电动刨削系统、灌注扩张系统、高频电刀、激光设备、射频等离子系统及电动止血仪。

2. 器械准备 直径 4mm 的 30° 广角关节镜、关节镜器械(穿刺器械、咬切钳、抓钳、关节镜手术剪、探钩、钩刀等)、不同型号刨刀头、射频刀头及骨凿。

3. 特殊物品准备 带导水管的手术贴膜、弹性绷带、驱血带、止血带、生理盐水 3L、进水管路及绷带。

五、手术步骤及配合

膝关节镜下软骨损伤清理钻孔术手术步骤及配合见表 8-3。

表 8-3 膝关节镜下软骨损伤清理钻孔术手术步骤及配合

手术步骤	手术配合
1. 选择合适止血带	同本章第一节表 8-1
2. 消毒、铺单	同本章第一节表 8-1
3. 连接设备	同本章第一节表 8-1
4. 驱血、止血带充气	同本章第一节表 8-1
5. 建立操作孔(图 8-2) 前外侧穿刺点和前内侧穿刺点	递尖刀给术者切开皮肤,关节镜鞘套钝性套管穿破关节囊,拔出钝性穿刺器后,递 30°关节镜镜头插入关节鞘内,打开进水管充盈关节腔及冲洗关节腔,使术野清晰
6. 探查关节腔、韧带及半月板,明确损伤的部位及范围	递探钩拨开阻挡视野的软组织或递钩刀松解,显露关节内结构和损伤部位
7. 缺损区清理	递刨削刀清理软骨缺损区,直至显露出正常的透明软骨,去除残余软骨,将缺损区边缘修整光滑,基底打磨刨削到软骨下骨质
8. 钻孔	直视下根据病灶的大小,用微骨折凿在软骨缺损处凿孔(所凿的孔直径 3～4mm,凿孔深度 3～4mm,以有脂肪滴或血从孔中流出为准)
9. 松止血带	补充血容量,缓慢松开止血带,轻柔按摩受压皮肤
10. 止血、冲洗	射频等离子刀止血,充分灌注冲洗关节腔,检查手术创面,清点物品数目
11. 缝合、包扎切口	撤除关节镜镜头,酒精纱球消毒皮肤,缝合切口;纱布、棉垫覆盖切口,弹性绷带加压包扎

六、护 理 要 点

1～6. 同本章第一节。

7. 清理软骨缺损区时，如果有手术标本，应及时收取标本及处理。

8. 术中钻孔后先行松开止血带，确认从钻孔部渗血后再进行缝合、包扎切口。

第四节 膝关节镜下膝关节骨关节炎清理术

一、适 应 证

1. 膝关节内存在游离体。

2. 膝关节内骨赘增生严重影响关节活动，以及韧带磨损和撞击。

3. 软组织剥脱、增生、撞击；软骨面磨损或剥脱，半月板退变或损伤，滑膜炎。

4. 长期膝关节肿胀积液，滑膜增生明显，伴或不伴腘窝囊肿，内科治疗无效。

5. 影像学改变较轻，但患者症状严重，活动受限明显；影像学改变严重，但由于各种原因不能行人工关节置换术者。

二、麻 醉 方 式

硬膜外麻醉或腰硬联合麻醉。

三、手术体位及仪器人员布局

1. 手术体位 平卧位，患肢外展 30°，膝屈曲 45°，必要时使用下肢外侧挡板。

2. 仪器人员布局 膝关节镜下膝关节骨关节炎清理术仪器人员布局同本章第一节图 8-3。

四、物 品 准 备

1. 设备准备 关节镜系统、吸引装置、电动刨削系统、灌注扩张系统、射频等离子系统及电动止血仪。

2. 器械准备 直径 4mm 的 30° 广角关节镜、关节镜器械(穿刺器械、咬切钳、抓钳、关节镜手术剪、探钩、钩刀等)、骨凿、不同型号刨刀头及射频刀头。

3. 特殊物品准备 带导水管的手术贴膜、弹性绷带、驱血带、止血带、生理盐水 3L、进水管路及绷带。

五、手术步骤及配合

膝关节镜下膝关节骨关节炎清理术手术步骤及配合见表 8-4。

表 8-4　膝关节镜下膝关节骨关节炎清理术手术步骤及配合

手术步骤	手术配合
1. 选择合适止血带	同本章第一节表 8-1
2. 消毒、铺单	同本章第一节表 8-1
3. 连接设备	同本章第一节表 8-1
4. 驱血、止血带充气	同本章第一节表 8-1
5. 建立操作孔（图 8-2）前外侧穿刺点和前内侧穿刺点	递尖刀给术者切开皮肤，关节镜鞘套钝性套管穿破关节囊，拔出钝性穿刺器后，递 30°关节镜镜头插入关节鞘内，打开进水管充盈关节腔及冲洗关节腔，使术野清晰
6. 探查关节腔，滑膜、软骨、半月板或游离体等	递探钩拨开阻挡视野的软组织或递钩刀松解，显露关节内结构
7. 进一步处理滑膜、软骨、游离体	根据探查后具体存在的病变分别进行如下处理：用电动刨削刀刨削明显炎性增生及坏死的滑膜组织、滑膜皱襞；刮除、清理剥脱的软骨及其软化、纤维变性的组织；取出游离体；磨除可能引起关节内机械障碍的增生骨刺
8. 进一步处理半月板	根据探查后具体存在的半月板问题可进行如下处理：半月板修复；半月板缝合；半月板次全切除或全切除处理
9. 探查股骨髁间窝、处理股骨髁间窝骨赘	用探钩探查股骨髁间窝，如有骨赘可用小骨刀凿除（用骨刀凿除骨赘时，不要完全凿断，应保留少量相连组织，用异物钳或弯钳夹出骨赘，以防骨赘滑落形成游离体）；电动刨削器磨头扩大并修整髁间窝
10. 止血、冲洗	射频等离子刀止血，充分灌注冲洗关节腔，检查手术创面，清点物品数目
11. 缝合、包扎切口	撤除关节镜镜头，酒精纱球消毒皮肤，缝合切口；纱布、棉垫覆盖切口，弹性绷带加压包扎
12. 松止血带	补充血容量，缓慢松开止血带，轻柔按摩受压皮肤

六、护 理 要 点

1～6. 同本章第一节。

7. 较小的游离体可采用膝关节冲洗吸引而取出，注意标本的收取和及时处理。

第五节　膝关节镜下骨关节炎胫骨近端截骨术

一、适 应 证

适用于较年轻（<60 岁）、骨关节炎磨损仅累及内侧股胫关节、股胫关节的内翻角度<10°、胫骨平台塌陷<0.5cm、髌股关节基本正常、膝关节稳定、膝无屈曲挛缩畸形和关节活动范围接近正常的患者。

二、麻 醉 方 式

硬膜外麻醉或腰硬联合麻醉，也可采用气管插管全身麻醉。

三、手术体位及仪器人员布局

1. 手术体位 平卧位，患肢外展30°，膝屈曲45°，必要时使用下肢外侧挡板。

2. 仪器人员布局 膝关节镜下骨关节炎胫骨近端截骨术仪器人员布局同本章第一节图8-3。

四、物 品 准 备

1. 设备准备 关节镜系统、吸引装置、电动刨削系统、灌注扩张系统、电锯、高频电刀、激光系统、射频消融系统及电动止血仪。

2. 器械准备 直径4mm的30°关节镜、关节镜手动器械(穿刺器械、咬切钳、抓钳、关节镜手术剪、探钩、钩刀等)、截骨器械、骨刀、不同型号刨刀头及射频刀头。

3. 特殊物品准备 带导水管的手术贴膜、弹性绷带、驱血带、止血带、生理盐水3L、进水管路、绷带及高分子矫形夹板。

五、手术步骤及配合

膝关节镜下骨关节炎胫骨近端截骨术手术步骤及配合见表8-5。

表8-5 膝关节镜下骨关节炎胫骨近端截骨术手术步骤及配合

手术步骤	手术配合
1. 选择合适止血带	同本章第一节表8-1
2. 消毒、铺单	同本章第一节表8-1
3. 连接设备	同本章第一节表8-1
4. 驱血、止血带充气	同本章第一节表8-1
5. 建立操作孔(图8-2)前外侧穿刺点和前内侧穿刺点	递尖刀给术者切开皮肤，关节镜鞘套钝性套管穿破关节囊，拔出钝性穿刺器后，递30°关节镜镜头插入关节鞘内，打开进水管充盈关节腔及冲洗关节腔，使术野清晰
6. 探查关节腔，滑膜、软骨、半月板或游离体等	递探钩拨开阻挡视野的软组织或递钩刀松解，显露关节内结构

续表

手术步骤	手术配合
7. 进一步处理滑膜、软骨、游离体	根据探查后具体存在的病变分别进行如下处理：用电动刨削刀刨削明显炎性增生及坏死的滑膜组织、滑膜皱襞；刮除、清理剥脱的软骨及其软化、纤维变性的组织；取出游离体；磨除可能引起关节内机械障碍的增生骨刺
8. 进一步处理半月板	根据探查后具体存在的半月板问题可进行如下处理：半月板修复；半月板缝合；半月板次全切除或全切除处理
9. 显露胫骨髁外后侧	屈膝 90°，股骨外髁部至胫骨平台外侧皮肤直切口约 5cm，切开皮肤，沿胫骨髁表面切开附着的肌肉起点，钝性推开，充分显露胫骨髁外后侧
10. 胫骨近端截骨	胫骨髁外侧面距关节面 2cm 处平钻入克氏针，用骨刀或电锯沿克氏针截骨；按术前测量所得楔形截骨块的宽度，用骨刀或电锯斜向截骨，两截骨线相交于胫骨内髁，保留胫骨内侧髁皮质（必要时可用 X 线透视引导截骨）
11. 腓骨截骨	显露腓骨近端，骨膜下剥离，于腓骨头远侧斜行截断腓骨
12. 固定	小腿外翻，使两端截骨面紧密接触；打入 2 枚骑缝钉固定
13. 止血、冲洗	射频等离子刀止血，充分灌注冲洗关节腔，检查手术创面，清点物品数目
14. 缝合、包扎切口	撤除关节镜镜头，酒精纱球消毒皮肤，缝合切口；纱布、棉垫覆盖切口，弹性绷带加压包扎
15. 松止血带	补充血容量，缓慢松开止血带，轻柔按摩受压皮肤

六、护理要点

同本章第一节。

第六节　膝关节镜下骨关节炎股骨远端截骨术

一、适应证

年龄在 65 岁以下、股胫外翻角、关节线倾斜＞10°、胫骨外侧平台塌陷 0.5cm、膝关节屈曲应＞90°、屈曲挛缩畸形＜10° 和关节稳定的患者。

二、麻醉方式

硬膜外麻醉或腰硬联合麻醉，也可采用气管插管全身麻醉。

三、手术体位及仪器人员布局

1. 手术体位 平卧位，患肢外展 30°，膝屈曲 45°，必要时使用下肢外侧挡板。

2. 仪器人员布局 膝关节镜下骨关节炎股骨远端截骨术仪器人员布局同本章第一节图 8-3。

四、物品准备

1. 设备准备 关节镜系统、吸引装置、电动刨削系统、灌注扩张系统、高频电刀、激光系统、射频等离子系统及电动止血仪。

2. 器械准备 直径 4mm 的 30° 关节镜、关节镜手动器械（穿刺器械、咬切钳、抓钳、关节镜手术剪、探钩、钩刀等）、截骨器械、骨刀、不同型号刨刀头及射频刀头。

3. 特殊物品准备 带导水管的手术贴膜、弹性绷带、驱血带、止血带、生理盐水 3L、进水管路、绷带及高分子矫形夹板。

五、手术步骤及配合

膝关节镜下骨关节炎股骨远端截骨术手术步骤及配合见表 8-6。

表 8-6 膝关节镜下骨关节炎股骨远端截骨术手术步骤及配合

手术步骤	手术配合
1. 选择合适止血带	同本章第一节表 8-1
2. 消毒、铺单	同本章第一节表 8-1
3. 连接设备	同本章第一节表 8-1
4. 驱血、止血带充气	同本章第一节表 8-1
5. 建立操作孔（图 8-2）前外侧穿刺点和前内侧穿刺点	递尖刀给术者切开皮肤，关节镜鞘套钝性套管穿破关节囊，拔出钝性穿刺器后，递 30°关节镜镜头插入关节鞘内，打开进水管充盈并冲洗关节腔，使术野清晰
6. 探查关节腔	递探钩拨开阻挡视野的软组织或递钩刀松解，显露关节内结构
7. 显露股骨干与股骨外髁	行股骨远端外切口，显露股骨干与股骨外髁
8. 截骨	剥离股骨干骨膜，在股骨干与股骨髁交界处（股骨外髁近端 1～2cm），用骨刀或电锯垂直纵轴截断股骨；再由近髁部截除一基底向内侧的楔形骨块
9. 查看关节面对合情况	在关节镜辅助下查看关节面对合
10. 固定	用"L"形钢板固定截骨处
11. 止血、冲洗	射频等离子刀止血，充分灌注冲洗关节腔，检查手术创面，清点物品数目

续表

手术步骤	手术配合
12. 缝合、包扎切口	撤除关节镜镜头，清点物品，酒精纱球消毒皮肤，缝合切口；纱布、棉垫覆盖切口，弹性绷带加压包扎
13. 松止血带	补充血容量，缓慢松开止血带，轻柔按摩受压皮肤

六、护 理 要 点

1~6. 同本章第一节。

7. 由于手术切口距离止血带位置较近，故术中使用无菌止血带。

第七节　膝关节镜下游离体取出术

一、适 应 证

1. 有关节游离体症状及体征者。

2. X 线可见关节游离体者。

3. 较小的关节游离体。

二、麻 醉 方 式

硬膜外麻醉或腰硬联合麻醉。

三、手术体位及仪器人员布局

1. **手术体位**　平卧位，患肢外展 30°，膝屈曲 45°，必要时使用下肢外侧挡板。

2. **仪器人员布局**　膝关节镜下游离体取出术仪器人员布局同本章第一节图 8-3。

四、物 品 准 备

1. **设备准备**　关节镜系统、吸引装置、电动刨削系统、灌注扩张系统、高频电刀、激光系统、射频等离子系统及电动止血仪。

2. **器械准备**　直径 4mm 的 30° 关节镜、关节镜手动器械(穿刺器械、咬切钳、抓钳、关节镜手术剪、探钩、钩刀等)、不同型号刨刀头及射频刀头。

3. 特殊物品准备 带导水管的手术贴膜、弹性绷带、驱血带、止血带、生理盐水 3L、进水管路及绷带。

五、手术步骤及配合

膝关节镜下游离体取出术手术步骤及配合见表 8-7。

表 8-7 膝关节镜下游离体取出术手术步骤及配合

手术步骤	手术配合
1. 选择合适止血带	同本章第一节表 8-1
2. 消毒、铺单	同本章第一节表 8-1
3. 连接设备	同本章第一节表 8-1
4. 驱血、止血带充气	同本章第一节表 8-1
5. 建立操作孔（图 8-2）前外侧穿刺点和前内侧穿刺点	递尖刀给术者切开皮肤，关节镜鞘套钝性套管穿破关节囊，拔出钝性穿刺器后，递 30° 关节镜镜头插入关节鞘内，打开进水管充盈关节腔，使术野清晰
6. 探查游离体	递探钩反复检查游离体的位置、大小及数目
7. 取出游离体	(1) 冲洗吸引法：对于小的关节游离体，通过关节镜外套管冲洗吸引取出。吸引时对准游离体，在充分灌注条件下将镜头拔出，在液体压力与吸引力的作用下将游离体从外套管冲洗出。游离体直径小于吸引管管腔者，可用吸引的方法将其吸出。当吸引时稍大游离体被吸着在管口，可由另一入路探入齿钳将其咬持取出
	(2) 直接钳夹取出法：对于较大的游离体，先用针头穿刺游离体固定，再由其他入路探入齿钳或髓核钳钳夹游离体，慢慢地拉到关节囊入口处。必要时扩大入路切口，取出游离体
	(3) 特殊部位的游离体取出：位于膝后侧间隙的游离体可经后内、后外入路或中央入路，用关节镜观察，再经后内或后外入路探入咬切钳取出，递髓核钳、游离体抓钳、齿抓钳、刨刀等交替夹取游离体
8. 灌注关节腔	关节腔持续灌注，保持负压吸引通畅，特别是髁间窝等部位，吸出全部小的游离体
9. 处理与产生游离体有关的病理改变	递电动刨削刀刨削或用射频消融明显炎性增生及坏死的滑膜组织、滑膜皱襞 递探钩、环形刮匙刮除清理剥脱的软骨及其软化纤维变性的组织 递刨削磨头磨除可能引起关节内机械障碍的增生骨刺
10. 止血、冲洗	射频等离子刀止血，充分灌注冲洗关节腔。检查手术创面，清点物品数目
11. 缝合、包扎切口	撤除关节镜镜头，消毒皮肤，缝合皮肤；纱布、棉垫覆盖切口，弹性绷带加压包扎
12. 松止血带	补充血容量，缓慢松开止血带，轻柔按摩受压皮肤

六、护 理 要 点

1～6. 同本章第一节。

7. 对于较小的游离体，冲洗后检查引出的冲洗液中有无游离体。

8. 取游离体时要保持持续灌注，以充分保持关节腔扩充，保证关节腔内液体的相对稳定，以免因液体的流动冲动游离体游离移位，给手术带来困难。

第八节　膝关节镜下前交叉韧带重建术

一、适 应 证

1. 前交叉韧带（ACL）完全断裂：胫骨前移增幅＞5mm，Lachman 试验和轴移试验阳性。

2. 患者对运动的要求高。

3. ACL 急性断裂合并半月板桶柄样撕裂伴脱位：2 周内手术修复半月板损伤，通常可同期进行 ACL 重建。

4. 部分 ACL 撕裂者，如果是运动员患者，且撕裂范围＞50%，考虑采用移植物进行强化。

二、麻 醉 方 式

硬膜外麻醉或腰硬联合麻醉。

三、手术体位及仪器人员布局

1. 手术体位　平卧位，患肢外展 30°，膝屈曲 45°，必要时使用下肢外侧挡板。

2. 仪器人员布局　膝关节镜下前交叉韧带重建术仪器人员布局同本章第一节图 8-3。

四、物 品 准 备

1. 设备准备　关节镜系统、吸引装置、电动刨削系统、电钻、灌注扩张系统、高频电刀、激光系统、射频等离子系统及电动止血仪。

2. 器械准备 直径 4mm 的 30° 关节镜、关节镜手动器械(穿刺器械、咬切钳、抓钳、关节镜手术剪、探钩、钩刀等)、前交叉韧带重建器械、肌腱操作台、不同型号刨削刀头、磨钻头及射频等离子刀头。

3. 特殊物品准备 带导水管的手术贴膜、弹性绷带、驱血带、止血带、0.9%生理盐水 3L、进水管路、不同型号可吸收缝线、绷带、高分子矫形夹板;需异体肌腱移植时还需要准备同种异体肌腱(公司提供)及庆大霉素 8 万 U×6 支。

五、手术步骤及配合

膝关节镜下前交叉韧带重建术手术步骤及配合见表 8-8。

表 8-8　膝关节镜下前交叉韧带重建术手术步骤及配合

手术步骤	手术配合
1. 选择合适止血带	同本章第一节表 8-1
2. 消毒、铺单	同本章第一节表 8-1
3. 连接设备	同本章第一节表 8-1
4. 驱血、止血带充气	同本章第一节表 8-1
5. 建立操作孔(图 8-2) 前外侧穿刺点、前内侧穿刺点和髌骨上外穿刺点	递尖刀给术者切开皮肤,关节镜鞘套钝性套管穿破关节囊,拔出钝性穿刺器后,递 30°关节镜镜头插入关节鞘内,打开进水管充盈关节腔,使术野清晰
6. 探查关节腔	递探钩拨开阻挡视野的软组织或递钩刀松解,显露关节内结构
7. 修整损伤的关节软骨	递刨削刀,同时配合探钩使用
8. 取移植肌腱(半腱肌、股薄肌)	自患侧胫骨结节内侧 2cm 处,向内上方切开约 3cm;有齿镊、组织剪给主刀,切开深筋膜及鹅足肌滑囊,触摸半腱肌、股薄肌在胫骨内侧的止点;递甲钩、直角钳暴露肌腱;递组织剪修剪周围的纤维带,自下止点将肌腱止点剪断后;递取腱器、血管钳取出肌腱,将取出的肌腱浸泡于 0.9%氯化钠 500 ml+庆大霉素 8 万 U×6 支的液体中,反复冲洗 3 次
9. 肌腱的准备	准备一个无菌小台,递无菌钢尺测量取下的肌腱长度;递圆刀、弯盘、止血钳、大纱刮除肌腱上残余的肌肉组织;递组织剪修剪肌腱上多余的组织;递 0 号薇乔缝线,将移植肌腱的两端进行编织并留有 10cm 作为牵引线;递生理盐水纱布包裹编好的肌腱;协助助手将 2 条肌腱对折叠成 4 股长度一致的移植物,并递量筒给助手测量 4 股肌腱的直径,作为胫骨及股骨骨道的直径
10. 显露后关节囊软骨缘	递刨削刀、打磨钻切除股骨外髁髁间窝壁及顶部软组织、骨赘,显露过顶点的股骨内侧髁处
11. 建立胫骨隧道	将 ACL 瞄准器装在 45°(点对轴型)并递给主刀,将 ACL 瞄准器尖端置于外侧半月板前角后缘与内侧胫骨嵴连线中点后 2cm 处;递装好 2.0mm 克氏针的电钻、定位器,助手自定位器导针内从胫骨内侧钻透胫骨进入髁间窝;递装好与肌腱直径相同的胫骨空芯钻头的电钻给助手,沿克氏针套入与肌腱直径相同的胫骨空芯钻头,建立胫骨隧道

续表

手术步骤	手术配合
12. 建立股骨隧道	膝关节屈曲 90°，沿胫骨隧道将股骨髁瞄准器置入髁间窝，其长爪置于过顶点处并抵紧后方骨皮质，确定股骨导针进点；2.0mm 克氏针沿股骨髁瞄准器，进行股骨隧道定位；退出股骨髁瞄准器，装好 4mm 空芯钻头套入钻头，钻出股骨隧道，更换与肌腱直径相同的股骨空芯钻头，钻入股骨髁内 3.5cm 处；退出与肌腱直径相同的股骨空芯钻头及克氏针，递骨锉挫平骨道内口；递测深尺，测量股骨骨道长度
13. 肌腱的植入及固定	递合适的纽扣钢板和准备好的肌腱，将移植肌腱绕过纽扣钢板的襻，两端平齐；递爱惜邦 X519 线两条，分别通过钢板两侧孔作为牵引线，两端对齐；递弯盘将肌腱用生理盐水冲洗干净；递股骨导针从胫骨骨道穿入关节，自股骨骨道从大腿外侧皮肤钻出，移植肌腱的牵拉线穿入导针尾部针孔，将导针从大腿外侧拔出，钢板两侧的牵引线自胫骨隧道被拉入髁间窝及大腿外侧，用牵引线将纽扣钢板、整条移植肌腱拉进胫骨及股骨隧道，直到顶点后，使钢板翻转后横跨于股骨皮质上，起固定作用；助手屈膝 30°位，将移植肌腱末端反向拉紧，极度后抽屉位，递 1.2cm 导针置入胫骨隧道；递合适的挤压螺钉挤入胫骨隧道下壁与肌腱之间；助手检查 Lachman 试验转为阴性，递镜鞘、探钩，术者再用关节镜检查移植韧带张力是否正常
14. 止血、冲洗	射频等离子刀止血，充分灌注冲洗关节腔，检查手术创面，清点物品数目
15. 缝合、包扎切口	撤除关节镜镜头，清点物品，酒精纱球消毒皮肤，缝合切口；纱布、棉垫覆盖切口，弹性绷带加压包扎
16. 松止血带	补充血容量，缓慢松开止血带，轻柔按摩受压皮肤

六、护理要点

1～6. 同本章第一节。

7. 护士应做好充分的术前准备，熟练掌握前交叉韧带器械的操作程序，确保其使用安全有效。

8. 术中用到 2 个无菌操作台，应注意无菌操作台的合理摆放，且严格执行无菌操作，取下的自体移植肌腱应及时用生理盐水纱布包裹并妥善保管于无菌碗内，避免丢失和污染。

9. 手术时间相对较长，应严格控制止血带的时间，预防止血带休克，在气压止血带充气、放气前后，加强对血压的监测，如发现血压下降，应及时配合麻醉医生采取加快输液、吸氧等措施以提高血压。松止血带后继续观察患者血压 15min，待平稳后方可离开手术间。

第九节　膝关节镜下后交叉韧带重建术

一、适 应 证

1. 后交叉韧带(PCL)部分或急性完全断裂。

2. PCL 完全断裂，体育运动或其他活动时出现关节疼痛和不稳、肿胀、屈膝 90°位的胫骨后移幅≥10mm。

3. 伴有其他韧带损伤的 PCL 损伤。

二、麻 醉 方 式

硬膜外麻醉或腰硬联合麻醉。

三、手术体位及仪器人员布局

1. **手术体位**　平卧位，患肢外展 30°，膝屈曲 45°，必要时使用下肢外侧挡板。

2. **仪器人员布局**　膝关节镜下 PCL 重建术仪器人员布局同本章第一节图 8-3。

四、物 品 准 备

1. **设备准备**　关节镜系统、吸引装置、电动刨削系统、电钻、灌注扩张系统、高频电刀、激光系统、射频等离子系统及电动止血仪。

2. **器械准备**　直径 4mm 的 30° 关节镜、关节镜手动器械(穿刺器械、咬切钳、抓钳、关节镜手术剪、探钩、钩刀等)、PCL 重建器械、肌腱操作台、不同型号刨削刀头、磨钻头及射频等离子刀头。

3. **特殊物品准备**　带导水管的手术贴膜、弹性绷带、驱血带、止血带、生理盐水 3L、进水管路、不同型号可吸收缝线、绷带、高分子矫形夹板；需异体肌腱移植时还需要准备同种异体肌腱(公司提供)及庆大霉素 8 万 U×6 支。

五、手术步骤及配合

膝关节镜下后交叉韧带重建术手术步骤及配合见表 8-9。

表 8-9　膝关节镜下后交叉韧带重建术手术步骤及配合

手术步骤	手术配合
1. 选择合适止血带	同本章第一节表 8-1
2. 消毒、铺单	同本章第一节表 8-1
3. 连接设备	同本章第一节表 8-1
4. 驱血、止血带充气	同本章第一节表 8-1
5. 建立操作孔(图 8-2)前外侧穿刺点、前内侧穿刺点和髌骨后内穿刺点	递尖刀给术者切开皮肤,关节镜鞘套钝性套管穿破关节囊,拔出钝性穿刺器后,递 30°关节镜镜头插入关节鞘内,打开进水管充盈关节腔,使术野清晰
6. 探查关节腔	递探钩拨开阻挡视野的软组织或递钩刀松解、显露关节内结构,探查 PCL 损伤或断裂
7. PCL 股骨附着处的清理	必要时刨削刀清理残存纤维
8. PCL 胫骨附着处的清理	清理胫骨后缘及其 PCL 残留纤维周围的疏松组织和瘢痕
9. 移植物的切取(股薄肌、半腱肌)	自胫骨结节内侧 1.5cm、远端 0.5cm 开始向远端做一个 2~3cm 的纵行切口,分开鹅足的缝匠肌腱膜,在半腱肌和股薄肌的止点端连带骨膜分别切下挑出,分离开腘绳肌腱和腓肠肌内侧头间的纤维连接,用肌腱剥离器平行向前推进切取两肌腱,将取出的肌腱浸泡于 0.9%氯化钠 500 ml+庆大霉素 8 万 U×6 支的液体中,反复冲洗 3 次
10. 肌腱的准备	将切下的肌腱在肌腱操作板上摊开,用宽骨刀剔除肌腱上连带的肌肉组织,切除近端须状部分,测量每根肌腱的长度,分别用 2 号聚乙烯线在肌腱两端缝合编织;一般肌腱超过 24cm,可做成 4 股移植物;分别测量股薄肌和半腱肌总直径后,用 60~80N 拉力行预牵张,至需要将移植物置入隧道时取下;在距移植物近端 25mm 处用记号笔做一标记
11. 胫骨隧道的准备	胫骨前面的纵行切口位于腓骨头和 Gerdy 结节中间、关节线下方 3cm,切口分离一直到胫骨骨膜下的组织;从后内侧入路进镜,从前内侧入路进 PCL 胫骨隧道定位器,落点于 PCL 胫骨附着点的凹陷内;先定位主束胫骨隧道内口,位于胫骨平台面远 10mm 处,PCL 胫骨印迹区外侧缘;维持定位器,使隧道与胫骨纵轴成角 45°;再定位胫骨隧道到外口,外口距胫骨结节内侧缘 5mm;随后钻入定位导针,定位副束胫骨隧道;维持定位器,使隧道与胫骨纵轴成角 45°,定位副束胫骨隧道至外口;副束外口距胫骨结节内侧缘 20mm,随后按照前述方法钻入定位导针
12. 股骨隧道的准备	股骨隧道分为靠关节的粗隧道和靠外侧的细隧道两部分,粗隧道部分直径与 4 股半腱肌移植物过端直径相同,隧道深度 25mm;细隧道部分直径 4.5mm;分别用不同粗细的钻头扩钻;同样将主束、副束股骨隧道扩充好
13. 钻胫骨隧道	在导向器引导下钻入导针,根据主束和副束移植物股骨端的直径,选用相应钻头扩充胫骨隧道;胫骨隧道扩充好后,用橡皮塞塞入隧道外口,以防随后手术时灌注液外漏
14. 韧带植入	将主束和副束的导引线自胫骨隧道送入关节腔,再从股骨隧道拉出;将移植物近端的聚乙烯带从胫骨隧道拉入关节腔,再从股骨隧道拉出;持续牵拉聚乙烯带,拉直股骨隧道,直至近端标记线至股骨隧道内口

续表

手术步骤	手术配合
15. 固定	将聚乙烯带两端穿入微型钢板中间两孔，沿聚乙烯带将微型钢板推至股骨隧道外口，将聚乙烯带打结，使移植物固定于股骨端；将移植物胫骨端编织线穿入钛质纽扣中，顺缝线将纽扣上推至胫骨隧道外口，拉紧韧带；于屈膝 70°前抽屉位将主束缝线打结，于完全伸膝位将副束缝线打结，完成韧带胫骨端固定
16. 检查关节情况，止血、冲洗	固定后再次抽屉试验，射频等离子刀止血，充分灌注冲洗关节腔，检查手术创面，清点物品数目
17. 缝合、包扎切口	撤除关节镜镜头，消毒皮肤，缝合皮肤；纱布、棉垫覆盖切口，弹性绷带加压包扎
18. 松止血带	补充血容量，缓慢松开止血带，轻柔按摩受压皮肤

六、护 理 要 点

同膝关节镜下前交叉韧带重建术的护理要点。

第十节　关节镜下膝关节粘连松解术

一、适 应 证

1. 膝关节屈伸功能受限在 3 个月以上。
2. 膝关节屈伸范围不能达到日常生活所需的活动范围。

二、麻 醉 方 式

硬膜外麻醉或腰硬联合麻醉。

三、手术体位及仪器人员布局

1. **手术体位**　平卧位，患肢外展 30°，膝屈曲 45°，必要时使用下肢外侧挡板。
2. **仪器人员布局**　关节镜下膝关节粘连松解术仪器人员布局同本章第一节图 8-3。

四、物 品 准 备

1. **设备准备**　关节镜系统、吸引装置、电动刨削系统、灌注扩张系统、射频等离子系统及电动止血仪。

2. 器械准备　直径 4mm 的 30° 关节镜、关节镜手动器械(穿刺器械、咬切钳、抓钳、关节镜手术剪、探钩、钩刀等)、不同型号刨削刀头及射频等离子刀头。

3. 特殊物品准备　带导水管的手术贴膜、弹性绷带、驱血带、止血带、生理盐水 3L、进水管路及绷带。

五、手术步骤及配合

关节镜下膝关节粘连松解术手术步骤及配合见表 8-10。

表 8-10　关节镜下膝关节粘连松解术手术步骤及配合

手术步骤	手术配合
1. 选择合适止血带	同本章第一节表 8-1
2. 消毒、铺单	同本章第一节表 8-1
3. 连接设备	同本章第一节表 8-1
4. 驱血、止血带充气	同本章第一节表 8-1
5. 建立操作孔 (图 8-2) 前外侧穿刺点和前内侧穿刺点	递尖刀给术者切开皮肤,关节镜鞘套钝性套管穿破关节囊,拔出钝性穿刺器后,递 30°关节镜镜头插入关节鞘内,打开进水管充盈关节腔,使术野清晰
6. 探查关节腔	递探钩拨开阻挡视野的软组织或递钩刀松解、显露关节内结构
7. 粘连带松解	置入刨削刀彻底松解清理膝关节粘连带,清除髌下脂肪垫
8. 止血、冲洗	射频等离子刀止血,充分灌注冲洗关节腔,检查手术创面,清点物品数目
9. 缝合、包扎切口	撤除关节镜镜头,消毒皮肤,缝合皮肤;纱布、棉垫覆盖切口,弹性绷带加压包扎
10. 松止血带	补充血容量,缓慢松开止血带,轻柔按摩受压皮肤

六、护 理 要 点

1~6. 同本章第一节。

7. 严格术中无菌技术操作:徒手推拿松解时,屈伸膝关节幅度较大,注意保持手术铺巾的无菌,术肢避免碰到非无菌区域。

参 考 文 献

安田和则. 2014. 下肢关节镜手术. 王金成, 于庆巍译. 郑州:河南科学技术出版社.
敖英芳. 2009. 膝关节交叉韧带外科学. 北京:北京大学医学出版社.
曹敏, 王炬. 2015. 手术室腔镜使用与手术护理配合. 北京:人民军医出版社.
冯华, 姜春岩. 2010. 关节镜微创术. 北京:人民卫生出版社.
冯华, Jin-Hwan Ahn. 2013. 半月板损伤修复与重建. 北京:人民军医出版社.

高兴莲. 2012. 手术室专科护士培训与考核. 北京：人民军医出版社.

贺吉群. 2012. 图解内镜手术护理. 长沙：湖南科学技术出版社.

科尔. 2011 肩肘膝运动医学手术技巧. 北京：人民军医出版社.

李皓桓，彭昊. 2012. 骨关节手术入路与技巧. 北京：人民军医出版社.

刘联群. 2010. 骨伤科专病护理路径. 北京：人民卫生出版社.

刘义兰，罗凯燕. 2012. 关节镜手术及运动康复护理. 北京：人民军医出版社.

刘玉杰. 2010. 骨关节疾病微创治疗与康复. 北京：人民军医出版社.

刘玉杰. 2013. 关节镜微创治疗关节内骨折. 北京：人民军医出版社.

刘玉杰，王岩. 2011. 实用关节镜手术学. 北京：人民军医出版社.

鲁玉来，刘玉杰. 2010. 骨科微创治疗技术. 北京：人民军医出版社.

潘海乐，刘玉杰. 2011. 膝关节镜基础. 北京：人民卫生出版社.

王予彬，王惠芳. 2007. 关节镜手术与康复. 北京：人民军医出版社.

魏革. 2014. 手术室护理学. 第 3 版. 北京：人民军医出版社.

杨小蓉，裴福兴. 2015. 图解骨科手术配合. 北京：科学出版社.

周肇庸. 2005. 现代关节镜外科学. 费起礼译. 天津：天津科学技术出版社.

Miller MD，Cole BJ. 2008. 关节镜教程. 北京：人民军医出版社.

第九章　踝关节镜手术的护理配合

一、踝关节应用解剖

踝关节(图 9-1)由胫、腓骨远端与距骨组成，距骨滑车和胫骨远端构成踝关节的主要部分。踝关节的主要功能为负重，胫骨最远端的扩大部分是内踝。在腓骨远端有相同的结构，与距骨外侧形成外踝。

踝关节的韧带分为胫腓联合韧带、外侧韧带与内侧韧带。胫腓联合韧带主要由下胫腓前韧带、下胫腓后韧带、胫腓骨横韧带、胫腓骨间韧带组成。踝关节外侧韧带主要为腓侧韧带，又称三角韧带，其主要作用为限制距骨向外侧移位，见图 9-1。

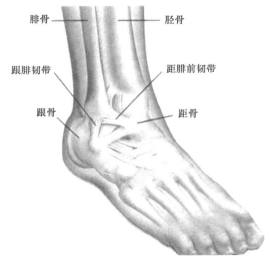

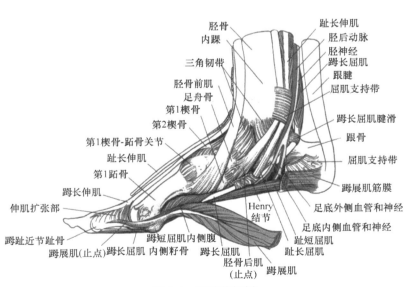

图 9-1　踝关节解剖

二、踝关节镜手术入路穿刺点

踝关节镜前方入路穿刺点和后方入路穿刺点见图 9-2、图 9-3。

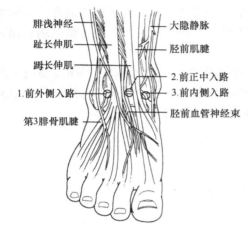

图 9-2　踝关节镜前方入路穿刺点

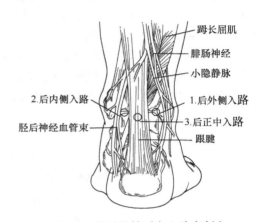

图 9-3　踝关节镜后方入路穿刺点

前外侧入路：位于胫距关节水平、在踝关节线外端、第 3 腓骨肌腱和趾长伸肌外缘；前内侧入路：位于胫距关节水平、胫前肌腱内侧、隐静脉及神经的外侧，踝关节线处；前正中入路：位于胫距关节水平、姆长伸肌肌腱和趾长伸肌肌腱之间

后外侧入路：位于后关节间隙水平，外踝尖端上 2cm，紧贴跟腱外侧、腓肠神经及小隐静脉的后侧；后内侧入路：位于后关节间隙水平，紧贴跟腱内侧；后正中入路：位于后关节间隙水平，跟腱正中，纵向劈开跟腱进入踝关节

第一节　踝关节镜检查术

一、适　应　证

1. 软组织撞击，软骨损伤。
2. 滑膜炎（创伤性、炎症性）及游离体。
3. 关节纤维化。
4. 足踝关节诊断不明。

二、麻　醉　方　式

硬膜外麻醉或腰硬联合麻醉。

三、手术体位及仪器人员布局

1. 手术体位　仰卧位，患侧小腿根据需要选用水平位或屈膝小腿自然下垂位。

2. 仪器人员布局　踝关节镜检查术仪器人员布局见图9-4。

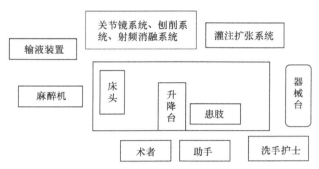

图 9-4　踝关节镜检查术仪器人员布局

四、物　品　准　备

　　1. 设备准备　关节镜设备、吸引装置、牵引装置、动力刨削系统、灌注扩张系统、射频消融系统及电动气压止血仪。

　　2. 器械准备　直径 2.7mm 的 30° 或 70° 广角关节镜、关节镜手动器械（穿刺器、不同开口方向的篮钳、活检钳、髓核钳、钩刀、软骨刮匙、钩刀、抓钳及探钩等）、不同型号刨刀头（2.5 mm 或 4mm）及射频刀头。

　　3. 特殊物品准备　带导水管的手术贴膜、进水管路、驱血带、止血带、20ml 注射器、生理盐水 3L、大棉垫、绷带及弹性绷带。

五、手术步骤及配合

踝关节镜检查术手术步骤及配合见表9-1。

表 9-1　踝关节镜检查术手术步骤及配合

手术步骤	手术配合
1. 选择合适止血带	于患肢大腿上 1／3 扎止血带
2. 消毒、铺单	递卵圆钳夹持碘酊、酒精纱球消毒，铺好无菌单，递小干纱布 1 块协助粘贴手术贴膜

续表

手术步骤	手术配合
3. 连接设备	器械护士提前 15min 检查器械性能是否正常、齐全，顺序摆放整齐；整理连接摄像导线、光导纤维线、刨削刀手柄线、等离子刀头、抽吸管及冲洗管路；巡回护士检查摄像系统、灌注系统、刨削系统、射频消融系统性能完好，将其连接到各设备端口
4. 驱血、止血带充气	驱血带驱血，止血带充气止血，记录充气时间
5. 建立操作孔（图 9-2） 前外侧入路和前内侧入路	递尖刀于术者切开皮肤，用 20ml 注射器针头穿刺，并注入 20～40ml 生理盐水，见关节充盈并能回抽液体后拔出针头，递血管钳分离，递钝性穿刺器带套管穿透关节囊，拔出穿刺器，递 30° 或 70° 关节镜镜头插入关节鞘内，打开进水管充盈关节腔，使术野清晰。关节镜下确认位置，同法建立辅助入路
6. 探查关节腔	探查踝关节腔内情况
7. 处理病变组织	递刨削刀刨削和清理滑膜组织，射频等离子刀止血，髓核钳摘除游离体，刮匙刮除骨赘，髓核钳、等离子刀修整损伤软骨面
8. 止血、冲洗	射频等离子刀止血，充分灌注冲洗关节腔，检查手术创面，清点手术物品
9. 缝合、包扎切口	撤出踝关节镜，消毒皮肤缝合切口；纱布、棉垫覆盖切口，弹性绷带加压包扎
10. 松止血带	补充血容量，缓慢松开止血带，轻柔按摩受压皮肤

六、护 理 要 点

1. 确保止血带使用安全、有效，严防止血带并发症的发生。

2. 保持有效的灌注压力，踝关节腔较窄小，灌注压力要求较高，术中需及时调整灌注泵压力及流量，以满足手术需要。

3. 踝关节镜的器械较精细，使用时不能超过小器械的强度，需随时检查器械有无缺损，以免关节内异物遗留。

4. 如果需要牵引，应分别处理，无创牵引直接上牵引装置，有创牵引属侵入性操作，需将克氏针置入胫骨及距骨或跟骨中做牵引；人工手动牵引法在临床也较常见。

5. 建立静脉通道时应尽量选择患侧上肢，并且术中保持外展并以约束带固定，以免影响术者操作。同时健侧下肢应以约束带固定于手术床，以防止因术中牵拉发生肢体坠落。

6. 根据具体情况选用小关节器械及刨削刀头。

第二节 踝关节镜下滑膜切除术

一、适 应 证

1. 踝关节滑膜炎。
2. 踝关节滑膜撞击综合征。

二、麻 醉 方 式

硬膜外麻醉或腰硬联合麻醉。

三、手术体位及仪器人员布局

1. 体位 采取仰卧位用大腿支架和踝牵引器，患者可采取仰卧、膝关节屈曲 90° 的体位，手术床升高后踝关节自然下垂；无创和有创的牵引方法都可帮助显露踝关节，无创牵引适用于绝大多数患者，使用经踝关节的牵引带，见图 9-5。

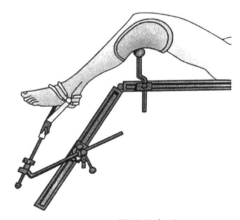

图 9-5 踝关节牵引

2. 仪器人员布局 踝关节镜下滑膜切除术仪器人员布局同本章第一节图 9-4。

四、物 品 准 备

1. 设备准备 关节镜系统、吸引装置、牵引装置、动力刨削系统、灌注扩张系统、射频消融系统及电动气压止血仪。

2. 器械准备 直径 4.0mm 的 30°或 70°关节镜、关节镜手动器械(穿刺器、不同开口方向的篮钳、活检钳、异物钳、软骨刮匙、平头抓钳、钩刀,探钩等)、不同型号刨刀头(无齿刨刀和有齿刨刀)及射频等离子刀头。

3. 特殊物品准备 带导水管的手术贴膜、进水管路、驱血带、止血带、20ml 注射器、生理盐水 3L、绷带及弹性绷带;有创牵引另备电钻及克氏针。

五、手术步骤及配合

踝关节镜下滑膜切除术手术步骤及配合见表 9-2。

表 9-2 踝关节镜下滑膜切除术手术步骤及配合

手术步骤	手术配合
1. 选择合适止血带	同本章第一节
2. 消毒、铺单	同本章第一节
3. 连接设备	同本章第一节
4. 驱血、止血带充气	同本章第一节
5. 建立操作孔(图 9-2、图 9-3) 前内侧入路、前外侧入路和后外侧入路	递尖刀给术者切开皮肤,用 20ml 注射器针头穿刺,并注入 20~40ml 生理盐水,见关节充盈并能回抽液体后拔出针头,递血管钳分离,递钝性穿刺器带套管穿透关节囊,拔出穿刺器,递 30°或 70°关节镜镜头插入关节鞘内,打开进水管充盈关节腔,使术野清晰。关节镜下确认位置,同法建立辅助入路
6. 探查关节腔	递探钩,进入关节腔内,递电动刨削系统清除影响视野的软组织及增生滑膜,充分暴露关节及周围结构
7. 清理、切除滑膜组织	递无齿、有齿刨削刀及刨削磨头清理滑膜组织,射频等离子刀消融和止血
8. 止血、冲洗	射频等离子刀止血,充分灌注冲洗关节腔,检查手术创面,清点手术物品
9. 缝合、包扎切口	撤出踝关节镜,消毒皮肤缝合切口;纱布、棉垫覆盖切口,弹性绷带加压包扎
10. 松止血带	补充血容量,缓慢松开止血带,轻柔按摩受压皮肤

六、护理要点

1~6. 同踝关节镜检查术。

7. 摆置体位时注意,需保持踝关节后方没有阻挡,因有时需从后方置入器械进行关节腔内滑膜清理。

8. 摆体位时应注意腿架的各个关节部位是否拧紧牢固,避免术中肢体掉落,并注意避免患者关节处于悬空状态,做好受压部位的皮肤护理。

9. 腘窝近侧应以衬垫垫好,以防损伤坐骨神经。

10. 切除的滑膜组织应妥善保管,并在 30min 内用 10%甲醛溶液固定。

第三节 关节镜下踝关节软骨损伤治疗术

一、适 应 证

1. 剥脱性骨软骨炎。
2. 骨软骨破裂。
3. 滑膜软骨瘤病。

二、麻 醉 方 式

硬膜外麻醉或腰硬联合麻醉，或全身麻醉。

三、手术体位及仪器人员布局

1. 体位 关节镜下踝关节软骨损伤治疗术体位同本章第二节图 9-5。

2. 仪器人员布局 关节镜下踝关节软骨损伤治疗术仪器人员布局同本章第一节图 9-4。

四、物 品 准 备

1. 设备准备 关节镜系统、吸引装置、牵引装置、动力刨削系统、灌注扩张系统、高频电刀、激光设备、射频消融系统及电动气压止血仪。

2. 器械准备 直径 4.0mm 的 30°或 70°广角关节镜、关节镜手动器械(穿刺器、不同开口方向的篮钳、活检抓钳、髓核钳、钩刀、探钩、小关节用骨凿和锉刀等)、不同型号刨刀头(无齿和有齿刨削刀)、磨钻头及射频等离子刀头。

3. 特殊物品准备 带导水管的手术贴膜、进水管路、驱血带、止血带、20ml 注射器、生理盐水 3L、大棉垫、绷带及弹性绷带；有创牵引另备电钻及克氏针。

五、手术步骤及配合

关节镜下踝关节软骨损伤治疗术手术步骤及配合见表 9-3。

表 9-3　关节镜下踝关节软骨损伤治疗术手术步骤及配合

手术步骤	手术配合
1. 选择合适止血带	同本章第一节
2. 消毒、铺单	同本章第一节
3. 连接设备	同本章第一节
4. 驱血、止血带充气	同本章第一节
5. 建立操作孔（图 9-2） 　　前内侧入路和前外侧入路	递尖刀给术者切开皮肤，用 20ml 注射器针头穿刺，并注入 20～40ml 生理盐水，见关节充盈并能回抽液体后拔出针头，递血管钳分离，递钝性穿刺器带套管穿透关节囊，拔出穿刺器，递 30° 或 70° 关节镜镜头插入关节鞘内，打开进水管充盈关节腔，使术野清晰
6. 探查关节腔	递关节镜，由前内侧入路进行观察，递电动刨削系统，由前外侧入路清除影响视野的软组织及增生滑膜，充分显露软骨损伤位置
7. 修复、处理软骨损伤部位	(1) 对于小的薄层软骨损伤，直接用等离子射频成形 (2) 接近全层或全层软骨损伤、剥脱，尽量行微骨折处理，以促进纤维软骨修复缺损：用探钩触诊骨软骨障碍病灶软化区边缘，探查病变区的位置和大小；用刀刺入龟裂或软化的关节面，切离关节软骨。软骨剥脱时，在软骨下骨层中插入探钩或剥离子，从病灶骨折片的周围将病灶骨折片向上方抬起。软骨剥脱后，将于软骨下骨分离的关节软骨自周围正常的关节软骨切离；用小髓核钳将漂浮的软骨片和骨软骨片以小片的形式摘除。用刮匙清除病灶底部残留的纤维组织；完成病灶部位的清创后，将钻孔导向器的一端插入病灶部，另一端置于内踝上方。在关节镜监视下用克氏针经皮经内踝插入病灶部。在钻好一个孔道后，通过活动踝关节可以在病灶部数次钻孔（当降低关节内灌注压时，每个孔应看到立刻渗血）
8. 止血、冲洗	射频等离子刀止血，充分灌注关节腔，检查手术创面，清点手术物品
9. 缝合、包扎切口	撤出踝关节镜，消毒皮肤缝合切口；纱布、棉垫覆盖切口，弹性绷带加压包扎
10. 松止血带	补充血容量，缓慢松开止血带，轻柔按摩受压皮肤

六、护 理 要 点

1～6. 同踝关节镜检查术。

7. 摆置体位时注意，需保持踝关节后方没有阻挡，因有时需从后方置入器械进行关节腔内滑膜清理。

8. 摆体位时应注意腿架的各个关节部位是否拧紧牢固，避免术中肢体掉落，并注意避免患者关节处于悬空状态，做好受压部位的皮肤护理。

9. 腘窝近侧应以衬垫垫好，以防损伤坐骨神经。

10. 切除的滑膜组织应妥善保管，并在 30min 内用 10%甲醛溶液固定。

11. 如术中需更换克氏针，注意检查撤下克氏针的完整性，防止异物遗留体腔。

第四节 踝关节镜下胫骨下端病灶清除植骨术

一、适 应 证

1. 感染性滑膜炎。
2. 非感染性滑膜疾病。

二、麻 醉 方 式

硬膜外麻醉或腰麻，也可采用全身麻醉。

三、手术体位及仪器人员布局

1. 体位 踝关节镜下胫骨下端病灶清除植骨术体位同本章第二节图 9-5。

2. 仪器人员布局 踝关节镜下胫骨下端病灶清除植骨术仪器人员布局同本章第一节图 9-4。

四、物 品 准 备

1. 设备准备 关节镜系统、吸引装置、牵引装置、动力刨削系统、灌注扩张系统、射频消融系统及电动气压止血仪。

2. 器械准备 直径 4.0mm 的 30° 或 70° 广角关节镜、关节镜手动器械（穿刺器、不同开口方向的篮钳、活检抓钳、钩刀、探钩、小骨刀、刮匙等）、不同型号刨削刀头（无齿刨刀及有齿刨刀）、磨钻头及射频等离子刀头。

3. 特殊物品准备 带导水管的手术贴膜、进水管、驱血带、止血带、20ml 注射器、生理盐水 3L、大棉垫、绷带及弹性绷带；有创牵引另备电钻及克氏针。

五、手术步骤及配合

踝关节镜下胫骨下端病灶清除植骨术手术步骤及配合见表 9-4。

表 9-4　踝关节镜下胫骨下端病灶清除植骨术手术步骤及配合

手术步骤	手术配合
1. 选择合适止血带	同本章第一节
2. 消毒、铺单	同本章第一节
3. 连接设备	同本章第一节
4. 驱血、止血带充气	同本章第一节
5. 建立操作孔（图 9-2、图 9-3）前内侧入路、前外侧入路和后外侧入路	递尖刀给术者切开皮肤，用 20ml 注射器针头穿刺，并注入 20～40ml 生理盐水，见关节充盈并能回抽液体后拔出针头，递血管钳分离，递钝性穿刺器带套管穿透关节囊，拔出穿刺器，递 30° 或 70° 关节镜镜头插入关节鞘内，打开进水管充盈关节腔，使术野清晰。关节镜下确认位置，同法建立辅助入路
6. 探查关节腔	探查踝关节腔内情况
7. 清除胫骨下端病灶	递磨钻切除胫骨远端和前唇的骨赘及胫骨远端的软骨、距骨顶骨与软骨下骨，使操作空间明显扩大；递刨削刀及射频等离子刀消除胫距关节面软骨退变损伤部分，去除不稳定的软骨组织，尽量保留稳定部分，并使其表面光整、边缘光滑
8. 植骨	充分植骨消灭关节腔隙，进行加压植骨，保持骨与骨的密切接触，达到骨性融合
9. 止血、冲洗	射频等离子刀止血，充分灌注冲洗关节腔，检查手术创面，清点手术物品
10. 缝合、包扎切口	撤出踝关节镜，消毒皮肤，缝合切口；纱布、棉垫覆盖切口，弹性绷带加压包扎
11. 松止血带	补充血容量，缓慢松开止血带，轻柔按摩受压皮肤

六、护 理 要 点

1～6. 同踝关节镜检查术。

7. 摆置体位时注意，需保持踝关节后方没有阻挡，因有时需从后方置入器械清理关节腔内滑膜。

8. 摆体位时应注意腿架的各个关节部位是否拧紧牢固，避免术中肢体掉落，并注意避免患者关节处于悬空状态，做好受压部位的皮肤护理。

9. 腘窝近侧应以衬垫垫好，以防损伤坐骨神经。

第五节　关节镜下踝关节融合术

一、适 应 证

适于保守治疗无效的因创伤、炎症或退行性变等引起的踝关节疼痛、功能障碍等症状的患者。

二、麻 醉 方 式

硬膜外麻醉或腰麻，也可采用全身麻醉。

三、手术体位及仪器人员布局

1. 体位　关节镜下踝关节融合术体位同本章第二节图9-5。

2. 仪器人员布局　关节镜下踝关节融合术仪器人员布局同本章第一节图9-4。

四、物 品 准 备

1. 设备准备　关节镜系统、吸引装置、动力刨削系统、灌注扩张系统、高频电刀、射频等离子刀、牵引装置及电动气压止血仪。

2. 器械准备　直径2.7mm或4.0mm的30°踝关节镜镜头、关节镜手动器械(穿刺器、不同开口方向的篮钳、活检抓钳、钩刀、各种骨和软组织咬钳、探钩、平头抓钳、小关节用骨凿和锉刀等)、不同型号刨刀头(无齿刨刀和有齿刨刀)及磨钻头、射频等离子刀头、不同型号的空芯螺钉、不同口径的导针、电钻、不同型号克氏针及C臂机。

3. 特殊物品准备　可吸收螺钉、带导水管的手术贴膜、进水管路、驱血带、止血带、20ml注射器、生理盐水3L、大棉垫、绷带及弹性绷带、防护用具(铅衣、铅颈围、铅帽)及无菌C形臂套。

五、手术步骤及配合

关节镜下踝关节融合术手术步骤及配合见表9-5。

表9-5　关节镜下踝关节融合术手术步骤及配合

手术步骤	手术配合
1. 选择合适止血带	同本章第一节
2. 消毒、铺单	同本章第一节
3. 连接设备	同本章第一节
4. 驱血、止血带充气	同本章第一节
5. 牵引足部	使用弹性绷带牵引法，用适宜的牵引力向下牵引，使踝关节间隙开大4mm左右，充分显露手术视野
6. 建立操作孔(图9-2、图9-3)前内侧、前外侧和后外侧入路	递尖刀给术者切开皮肤5cm，用普通注射器针头穿刺，并注入20～40ml生理盐水，见关节充盈并能回抽液体后拔出针头，递小弯血管钳分离，递钝性穿刺器带套管穿关节囊，拔出穿刺器，递30°关节镜镜头插入关节鞘内，打开进水管充盈关节腔及冲洗关节腔，使术野清晰。关节镜下确认位置，同法建立其余操作孔

续表

手术步骤	手术配合
7. 暴露关节腔	递刨削刀清除关节前侧增生的滑膜组织，递刨削刀或刮匙清除内侧和外侧沟内的瘢痕组织，递骨凿清除残留的关节软骨
8. 关节面准备	递圆头磨钻在距骨和胫骨面磨造打磨面，磨除 1～2cm 以显露血供较好的松质骨及促进融合
9. 导针穿刺	递导针穿刺，镜下确定导针位置满意后，导针后退至平胫骨粗糙面（内外侧导针同法穿刺）
10. 透视对位	撤除牵引装置和关节镜器械，术者透视下手法对位（后足后移、踝及足中立位）
11. 螺钉固定	保持位置，钻入内外侧导针，递空芯螺钉，并在导针引导下拧入，再次透视核实，确定位置满意后，撤除导针。常用方法为内外踝各 1 枚螺钉固定，偶尔加用 1 枚经胫骨前方固定
12. 止血、冲洗	递射频消融止血，充分灌注冲洗关节腔，检查手术创面，清点物品数目
13. 缝合、包扎切口	撤离关节镜镜头，清点物品，递酒精纱球消毒皮肤，缝合皮肤；大量敷料包扎
14. 松止血带，拆除体位架	补充血容量，缓慢松开止血带，轻柔按摩受压皮肤
15. 石膏固定	协助医生以石膏夹板前后固定患侧腿

六、护 理 要 点

1～6. 同踝关节镜检查术。

7. 摆体位时应注意腿架的各个关节部位是否拧紧牢固，避免术中肢体掉落，并注意避免患者关节处于悬空状态，做好受压部位的皮肤护理。

8. 腘窝近侧应以衬垫垫好，以防损伤坐骨神经。

9. 如果术中需更换克氏针，注意检查撤下克氏针的完整性，防止异物遗留体腔。

10. 踝关节腔的容积很小，即使是少量出血，视野也会浑浊不清，影响镜视。为防止这种情况，用灌洗装置循环向关节内灌注一定的灌洗液。灌洗时，要保持适当的灌注压，关节镜和灌洗装置的口径要相当：一般用 2.7mm 口径的关节镜时要 200mmHg 左右的压力；4.0mm 口径的关节镜则用 80mmHg 左右的灌注压。在没准备灌洗装置时，可用动脉压测量装置来测量灌注压，进行循环灌注。

11. 术中使用 C 形臂 X 线机，做好患者及医护人员的防护（见总论 C 臂机使用注意事项）。

第六节　踝关节镜下游离体取出术

一、适 应 证

游离体来源于软骨损伤，如剥脱性骨软骨炎、骨软骨破裂、关节内骨折、骨赘形成、退行性关节炎及滑膜软骨瘤病。

二、麻 醉 方 式

硬膜外麻醉或腰麻，也可采用全身麻醉。

三、手术体位及仪器人员布局

1. **体位** 踝关节镜下游离体取出术体位同本章第二节图 9-5。
2. **仪器人员布局** 踝关节镜下游离体取出术仪器人员布局同本章第一节图 9-4。

四、物 品 准 备

1. **设备准备** 关节镜系统、吸引装置、动力刨削系统、灌注扩张系统、射频等离子刀、牵引装置、牵引物及电动气压止血仪。
2. **器械准备** 直径 2.7mm 或 4.0mm 的 30° 踝关节镜头、关节镜手动器械（穿刺器、不同开口方向的篮钳、异物钳、软骨刮匙、各种骨和软组织咬切钳、探钩、钩刀、平头抓钳、骨钩、小骨刀、角锥等）、不同型号刨削刀头及射频消融等离子刀头。
3. **特殊物品准备** 无菌记号笔，其余同踝关节镜下踝关节检查术。

五、手术步骤及配合

踝关节镜下游离体取出术手术步骤及配合见表 9-6。

表 9-6 踝关节镜下游离体取出术手术步骤及配合

手术步骤	手术配合
1. 选择合适止血带	同本章第一节
2. 消毒、铺单	同本章第一节
3. 连接设备	同本章第一节
4. 驱血、止血带充气	同本章第一节
5. 体表标记	递无菌记号笔描记解剖标志，标清踝关节线
6. 建立操作孔（图 9-2） 前外侧入路、前内侧入路和 前正中入路	递尖刀给术者切开皮肤 5cm，用普通注射器针头穿刺，并注入 20～40ml 生理盐水，见关节充盈并能回抽液体后拔出针头，递小弯血管钳分离，递钝性穿刺器带套管穿透关节囊，拔出穿刺器，递 30°关节镜镜头插入关节鞘内，打开进水管充盈并冲洗关节腔，使术野清晰。关节镜下确认位置，同法建立其余 2 个入路
7. 探查关节腔	探查关节腔，确定游离体位置

续表

手术步骤	手术配合
8. 取出游离体	递探钩分离游离体,递持物钳或弯钳挟出游离体,对于较小的游离体可用吸引器直接吸出
9. 止血、冲洗	递射频消融止血,充分灌注冲洗关节腔,检查手术创面,放置负压引流,清点物品数目
10. 缝合、局部浸润	撤离关节镜镜头,递酒精纱球消毒皮肤,缝合切口,关节腔内注入5～10ml 局部麻醉药
11. 包扎切口	纱布、棉垫覆盖切口,弹性绷带加压包扎,并以后侧夹板固定
12. 松止血带	补充血容量,缓慢松开止血带、撤体位垫及体位架,轻柔按摩受压皮肤

六、护理要点

同本章第二节踝关节镜下滑膜切除术。

参 考 文 献

安田和则. 2014. 下肢关节镜手术. 王金成,于庆巍译. 郑州:河南科学技术出版社.

陈启明. 2009. 实用关节镜手术学. 北京:人民卫生出版社.

高兴莲. 2012. 手术室专科护士培训与考核. 北京:人民军医出版社.

贺吉群. 2012. 图解内镜手术护理. 长沙:湖南科学技术出版社.

李皓桓,彭昊. 2012. 骨关节手术入路与技巧. 北京:人民军医出版社.

刘义兰,罗凯燕. 2012. 关节镜手术及运动康复护理. 北京:人民军医出版社.

刘玉杰. 2010. 骨关节疾病微创治疗与康复. 北京:人民军医出版社.

刘玉杰. 2013. 关节镜微创治疗关节内骨折. 北京:人民军医出版社.

毛宾尧,庞清江. 2013. 踝关节外科学. 北京:人民军医出版社.

王予彬,王惠芳. 2007. 关节镜手术与康复. 北京:人民军医出版社.

魏革. 2014. 手术室护理学. 第 3 版. 北京:人民军医出版社.

Ghl JF. 2007 实用足踝关节镜学. 第 3 版. 刘玉杰等译. 北京:人民卫生出版社.

Miller MD, Cole BJ. 2008. 关节镜教程. 北京:人民军医出版社.

Thordarson DB. 2013. 足踝外科学精要. 第 2 版. 北京:北京大学医学出版社.

第十章 关节镜下复位固定治疗关节内骨折手术的护理配合

第一节 关节镜下肱骨大结节骨折内固定术

　　肱骨大结节(图 10-1)骨折，临床分为无移位的肱骨大结节骨折和有移位的肱骨大结节骨折。前者多因直接暴力致伤，骨块较大且多为粉碎型，一般行外展位固定保守治疗；后者由于受冈上肌的牵拉，骨折块撕脱，常移位于盂肱关节内。如果骨折畸形愈合，肩峰与肱骨大结节发生撞击，将导致肩袖损伤，严重影响肩关节功能。

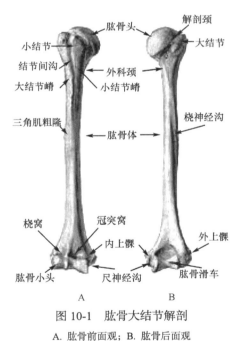

图 10-1　肱骨大结节解剖

A. 肱骨前面观；B. 肱骨后面观

一、适应证

　　1. 肱骨大结节骨折有移位，但移位较小且肩关节疼痛超过 6 个月并伴肩袖损伤的患者。

　　2. 肩关节脱位伴肱骨大结节撕脱性骨折患者。

　　3. 骨折移位不明显或新鲜骨折患者。

二、麻 醉 方 式

全身麻醉或臂丛阻滞复合气管插管全身麻醉。

三、手术体位及仪器人员布局

1. 体位 侧卧位、半坐卧位或沙滩椅位。

(1)侧卧位：患侧上肢施以 3～5kg 轴牵引，患肢外展 35°～45°，肩关节外展 60°。用记号笔标出肩峰、喙突和肱骨大结节等骨性标志和关节镜手术入口。

(2)半坐卧位或沙滩椅位：用宽胶布及棉垫固定头部，患肢牵引施以 3～5kg 轴牵引，健肢内收。

2. 仪器人员布局 关节镜下肱骨大结节骨折内固定术以侧卧位为例，仪器人员布局见图 10-2。

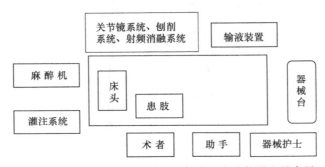

图 10-2 关节镜下肱骨大结节骨折内固定术仪器人员布局

四、物 品 准 备

1. 设备准备 关节镜系统、吸引装置、电动刨削系统、灌注扩张系统、射频消融系统及 C 形臂 X 线机。

2. 器械准备 直径 4.0mm 的 30° 广角镜头、关节镜手动器械(穿刺器、不同方向咬切钳、抓钳、半月板剪、探钩、钩刀、肩袖抓持器等)、不同型号刨削刀头及射频等离子刀头，骨折内固定器材及器械(内固定器械需进行高温蒸汽灭菌)。

3. 特殊物品准备 电钻、克氏针、带导水管的手术贴膜、弹性绷带、生理盐水 3L、0.1%肾上腺素注射液 1 支、进水管路、防护用具(铅衣、铅颈围、铅帽)及无菌 C 形臂套。

五、手术步骤及配合

关节镜下肱骨大结节骨折内固定术手术步骤与配合见表 10-1。

表 10-1　关节镜下肱骨大结节骨折内固定术手术步骤与配合

手术步骤	手术配合
1. 消毒、铺单	递卵圆钳夹持碘酊、酒精纱球消毒，铺好无菌单，用无菌防水敷料包绕前臂，术野用带导水管的手术贴膜粘贴、抚平
2. 连接设备	器械护士提前 15min 检查器械性能是否正常、齐全，并将顺序摆放整齐；整理连接摄像导线、光导纤维线、刨削刀手柄线、等离子刀头、抽吸管及冲洗管路；巡回护士检查摄像系统、刨削系统、射频等离子刀性能完好，将其连接到各设备端口
3. 建立操作孔	
(1) 后侧入路	(1) 第一操作孔：后方肩关节"软点"即肩峰后外缘向下 1.5～2 cm 处、向内侧约 1cm
(2) 前侧入路	(2) 第二操作孔：肩峰前外侧缘内侧 2cm、下方 1cm 处
(3) 外侧肩峰下入路	(3) 第三操作孔：外侧肩峰下入路，锁骨后侧缘延伸线上、肩峰外侧约 4cm 处
	递 11 号尖刀予术者切开第一操作孔皮肤约 5mm，关节镜鞘管带钝性内芯穿破滑膜组织进入关节腔，拔出内芯。递 30°镜头插入关节腔，打开进水管充盈关节腔，使术野清晰(冲洗液：0.9%生理盐水 3L +0.1% 肾上腺素注射液 1 支)
4. 探查关节腔、肩盂、关节软骨面及肩袖,判断骨折移位情况	递探钩拨开阻挡视野的软组织或递钩刀松解，显露关节内结构，抓钳清除陈旧性积血、碎骨片及骨折块周围的瘢痕组织，同时，清理骨折创面，判断骨折移位情况
5. 将肩关节外展 60°，置入临时克氏针固定肱骨大结节骨折处	递电钻克氏针、探钩辅助骨块进行骨折撬拨复位，关节镜下通过 X 线透视观察骨折复位情况，确认骨折块已达解剖复位，递 2 枚克氏针经皮交叉打入肱骨大结节骨折处的对端，固定骨折块于肱骨头，克氏针的方向与肱骨干成 45°
6. 空芯螺钉或可吸收钉拧入肱骨头进行固定	递合适的带垫片空芯螺钉或可吸收钉沿导针进入肱骨头进行固定
7. X 线透视再次检查固定复位情况	递无菌 C 形臂套套上 C 形臂 X 线机，经 X 线透视检查确认骨折块复位及固定情况；在关节镜下活动肩关节，动态观察其稳定性
8. 拔除克氏针	递空电钻拔除临时固定克氏针，旋转、外展肩关节，关节镜下检查骨折块稳定性
9. 止血、冲洗	递抓钳再次清理肩峰下间隙内的骨折块碎屑，充分灌注冲洗关节腔，射频等离子刀止血后留置引流条，检查手术创面，清点物品数目
10. 缝合、包扎伤口	撤除关节镜镜头及关节镜器械，消毒缝合皮肤；纱布、棉垫覆盖切口，颈腕吊带固定

六、护 理 要 点

1. 肩关节镜手术常采取多通道、持续灌注，术前需做好防湿措施，用无菌防水敷料包绕前臂，术野周围用手术薄膜密封以免冲洗液渗入非手术区，术野用带导水管的手术薄膜粘贴、抚平，导水管直接将液体引流入手术台下储水装置。

2. 肩关节不能上止血带，且周围血管丰富，术中易出血，影响视野，手术全程应持续灌注，灌注压力宜维持 60～80 mmHg，肩关节周围组织较疏松，以免高灌注压可能会造成血管神经损伤、骨筋膜室综合征等并发症。

3. 如患者血压稳定且无心脏禁忌证，在每袋 3L 灌注液中加入 0.1% 肾上腺素 1 支，可获得更为清晰的视野并可减少出血。

4. 患者采取侧卧位时，患肢术中属于牵引状态，应用无菌巾包好，同时避免过度牵引，以免引起神经损伤。

5. 静脉通道建立在健侧下肢，以防术中受压，骨突处应放置啫喱软垫防止压疮。

6. 术中递收克氏针和螺钉时，应注意检查其完整性，避免克氏针和螺钉意外断裂，残端遗留关节腔内。

7. 进行 X 线透射时，应注意自身防护，着铅衣和铅颈围，避免射线暴露（见总论 C 形臂 X 线机使用注意事项）。

第二节　关节镜下桡骨头骨折内固定术

桡骨头（图 10-3）是肘关节的重要结构之一，参与屈伸和旋转运动功能。桡骨小头与尺骨近端的"C"形切迹构成近尺桡关节，是防止外翻不稳定的主要结构。根据骨折情况，目前临床多采用 Mason 于 1954 年提出的桡骨头骨折分类方法，将桡骨头骨折分为 4 种类型（图 10-4）。Ⅰ型：骨折块较小或边缘骨折，无移位或轻度移位，骨折线通过桡骨头边缘或劈裂，也可能斜行通过关节面；Ⅱ型：边缘骨折，骨折范围超过 30%，有移位，骨折间隙可能嵌夹有小的骨片或软骨碎屑；Ⅲ型：桡骨小头粉碎型骨折，桡骨头常爆裂状向四周移位，也可能发生塌陷性骨折；Ⅳ型：桡骨小头粉碎性骨折并发肘关节脱位。

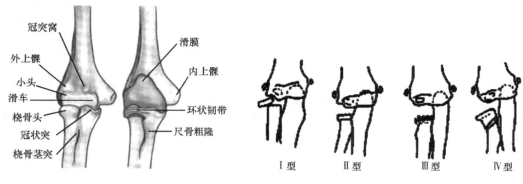

图 10-3　桡骨头解剖　　　　　　图 10-4　Mason 桡骨头骨折分类

一、适　应　证

Mason Ⅱ 型及部分 Ⅲ 型桡骨小头骨折，无明显的骨代谢性疾病和严重的骨质疏松。

二、麻 醉 方 式

臂丛神经阻滞麻醉或全身麻醉。

三、手术体位及仪器人员布局

1. 体位　平卧位，患侧肩关节外展 90°，肘关节屈曲 90°，前臂用牵引架悬吊。
2.仪器人员布局　关节镜下桡骨头骨折内固定术仪器人员布局见图 10-5。

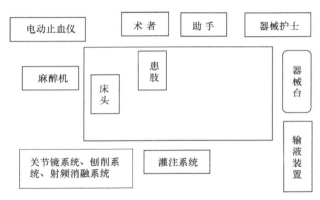

图 10-5　关节镜下桡骨头骨折内固定术仪器人员布局

四、物 品 准 备

　　1. 设备准备　关节镜系统、吸引装置、电动刨削系统、灌注扩张系统、射频消融系统、电动气压止血仪及 C 形臂 X 线机。

　　2. 器械准备　直径 4 mm 或 2.7mm 的 30° 关节镜头、关节镜手动器械(穿刺器、大小咬切钳、抓钳、半月板剪、探钩、钩刀、小型弧形骨凿等)、不同型号刨削刀头、磨钻头及射频等离子刀头，骨折内固定器材及器械(内器械需进行高温蒸汽灭菌)。

　　3. 特殊物品准备　电钻、克氏针、带导水管的手术贴膜、弹性绷带、驱血带、止血带、生理盐水 3L、0.1%肾上腺素注射液 1 支、进水管路、防护用具(铅衣、铅颈围、铅帽)及无菌 C 形臂套。

五、手术步骤及配合

关节镜下桡骨头骨折内固定术手术步骤与配合见表 10-2。

表 10-2　关节镜下桡骨头骨折内固定术手术步骤与配合

手术步骤	手术配合
1. 切口标识	递记号笔标记肱骨内外上髁、桡骨小头、尺骨鹰嘴、尺神经及关节镜手术入路部位
2. 选择合适止血带	于患肢上臂中上 1/3 处扎止血带
3. 消毒、铺单	递卵圆钳夹持碘酊、酒精纱球消毒，铺好无菌单，手术薄膜贴于患肢根部，带导水管手术贴膜置于患肢腋下
4. 连接设备	器械护士提前 15min 检查器械性能是否正常、齐全，顺序摆放整齐；整理连接摄像导线、光导纤维线、刨削刀手柄线、等离子刀头、抽吸管及冲洗管路；巡回护士检查摄像系统、刨削系统、射频等离子刀性能完好，将其连接到各设备端口
5. 驱血、止血带充气	递无菌驱血带驱血，止血带充气，记录充气开始时间
6. 建立操作孔	
(1) 近端前外侧入路	(1) 第一穿刺孔：位于外上髁前方 1cm，近端 2cm
(2) 肘关节前内侧入路	(2) 第二穿刺孔：位于肱尺关节前方，内上髁前方 1～2cm
(3) 后外侧入路	(3) 第三穿刺孔：位于尺骨鹰嘴尖端近侧 3cm，紧邻肱三头肌外侧缘 注：在置入关节镜前先递 30ml 含肾上腺素的无菌生理盐水的注射器（每 10ml 生理盐水加入 0.05ml 肾上腺素）给术者，于桡骨小头、尺骨鹰嘴和肱骨外上髁组成的三角形中心（外侧软点）进行穿刺，充盈关节腔递 11 号尖刀切开第一操作孔皮肤约 5mm，小弯钝性分离，关节镜鞘管带钝性内芯穿破滑膜组织进入关节腔，拔出内芯；递 30° 镜头插入关节腔，打开进水管充盈关节腔，使术野清晰，术中保持生理盐水持续灌注。根据同样方法，依次建立第二穿刺孔和第三穿刺孔
7. 探查、清理关节腔	递电动刨削刀进行关节清理，检查骨折移位情况，关节软骨损伤程度及有无并发症；检查肱骨小头、滑车、冠状突、内外侧关节囊和软组织是否存在损伤，射频等离子刀修整损伤软骨，止血并清理增生滑膜组织
8. 临时固定骨折端	递直径 2.0 mm 克氏针撬拨骨块使之复位，关节面恢复平整后递电钻、克氏针临时固定骨折端
9. 固定骨折端	骨块中心置入 Harbert 钉导针，沿导针切开皮肤，止血钳钝性分离，旋入 Harbert 钉，确认关节面加压固定状态良好，拔除导针及临时固定克氏针
10. X 线透视检查固定复位情况	递无菌 C 形臂套套上 C 形臂 X 线机，经 X 线透视检查确认骨折块复位及固定情况
11. 止血、冲洗	递咬切钳再次清理关节腔隙内的骨折块碎屑，充分灌注冲洗关节腔，射频止血后留置引流条，检查手术创面，清点物品数目
12. 缝合、包扎伤口	撤除关节镜镜头及关节镜器械，消毒缝合皮肤；纱布、棉垫覆盖切口，弹性绷带加压包扎
13. 松止血带	缓慢松开止血带，轻柔按摩受压皮肤

六、护理要点

1. 避免术中损伤桡侧血管神经：术前用记号笔标记手术切口，在置入关节镜前先向肘关节内注入约 30 ml 生理盐水充盈关节腔；穿刺时肘关节应屈曲，使肘前血管神经远离关节，减少术中损伤机会；用血管钳钝性分离皮下组织，避免损伤尺神经。

2. 选择适宜的灌注压力，关节腔灌注液液面应距手术部位 1m 左右。调节合适的水流，及时更换灌洗液，防止空气进入关节腔影响术野。

3. 术中防湿：手术台上铺防水灭菌中单，一张围在术者胸前，常规消毒铺巾后，将无菌薄膜剪一直径约等于上臂直径的小洞，患肢穿过小洞，将手术薄膜贴于患肢根部，带导水管手术贴膜置于患肢腋下用于收集术中的灌洗液。

4. 静脉通道建立在健侧下肢，以防术中受压，骨突处应放置啫喱软垫防止压疮。

5. 术中递收克氏针和螺钉时，应注意检查其完整性，避免克氏针和螺钉意外断裂，残端遗留关节腔内。

6. 进行 X 线透射时，应注意自身及患者的防护，着铅衣和铅颈围，避免射线暴露(见总论 C-臂 X 线机使用注意事项)。

第三节　关节镜下踝关节骨折(Pilon 骨折)内固定术

胫骨下端的外形像钵杵，因此，法国反射科医生 Destot 于 1911 年首次将胫骨下端骨折描述为 Pilon 骨折。Pilon 骨折是指累及胫骨下关节面的胫骨下端骨折，可伴随内、外、后髁骨折，其特点是涉及胫骨远端关节面的粉碎性骨折，骨折后明显失稳，预后效果差。踝关节 Pilon 骨折(图 10-6)分为 3 型，Ⅰ型：累及踝关节面，无移位的劈裂骨折；Ⅱ型：累及关节面并有移位的劈裂骨折，骨折未粉碎；Ⅲ型：累及干骺端及踝关节面的严重粉碎型骨折。

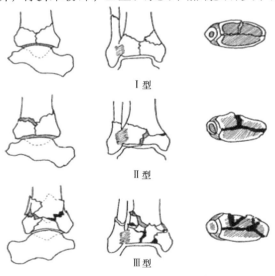

Ⅰ型

Ⅱ型

Ⅲ型

图 10-6　踝关节骨折解剖及分型

一、适应证

1. 踝部关节内骨折和与踝关节损伤相关的关节外骨折，特别是后髁、内髁和距骨骨折。

2. 与胫骨远端有关的单一骨折（如 Tillaux 骨折、三平面骨折）。

二、麻 醉 方 式

硬膜外麻醉或全身麻醉。

三、手术体位及仪器人员布局

1. 体位 平卧位，患侧髋下放一软垫，髋关节屈曲 45°，用带有踝关节固定带的装置做踝关节无创性牵引或徒手牵引。

2. 仪器人员布局 Pilon 骨折内固定术仪器人员布局见图 10-7。

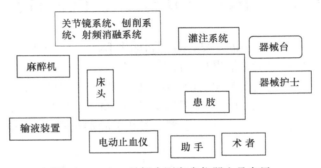

图 10-7 Pilon 骨折内固定术仪器人员布局

四、物 品 准 备

1. 设备准备 关节镜系统、吸引装置、电动刨削系统、灌注扩张系统、射频消融系统、电动气压止血仪及 C 形臂 X 线机。

2. 器械准备 直径 2.7mm 的 30° 关节镜头、关节镜手动器械（穿刺器、不同方向的咬切钳、抓钳、半月板剪、探钩、钩刀等）、不同型号刨削刀头及射频等离子刀头，内固定器材（不同型号钢板、螺钉、可吸收钉、带线锚钉）及器械（内固定器械需进行高温蒸汽灭菌）。

3. 特殊物品准备 电钻及克氏针、点状复位钳、带导水管的手术贴膜、弹性绷带、驱血带、止血带、生理盐水 3L、进水管路、防护用具（铅衣、铅颈围、铅帽）及无菌 C 形臂套。

五、手术步骤及配合

Pilon 骨折内固定术手术步骤与配合见表 10-3。

表 10-3　Pilon 骨折内固定术手术步骤与配合

手术步骤	手术配合
1. 选择合适止血带	于患肢大腿上 1/3 处扎止血带
2. 消毒、铺单	递卵圆钳夹持碘酊、酒精纱球消毒，铺好无菌单，在后踝部粘贴带导水管的手术贴膜
3. 连接设备	器械护士提前 15min 检查器械性能是否正常、齐全，顺序摆放整齐；整理连接摄像导线、光导纤维线、刨削刀手柄线、等离子刀头、抽吸管及冲洗管路；巡回护士检查摄像系统、刨削系统、射频等离子刀性能完好，将其连接到各设备端口
4. 驱血、止血带充气	驱血带驱血，止血带充气止血，记录充气时间
5. 建立操作孔	
(1) 前内侧入路：位于胫距关节水平，胫前肌腱内侧	递术者 30ml 含肾上腺素的无菌生理盐水给术者，在前内侧入路进行穿刺注入，充盈关节腔
(2) 前外侧入路：位于胫距关节水平，第 3 腓骨肌外侧	递 11 号尖刀切开第一操作孔皮肤约 5mm，小弯钝性分离，关节镜鞘管带钝性内芯穿破滑膜组织进入关节腔，拔出内芯；递 30° 镜头插入关节腔，打开进水管充盈关节腔，使术野清晰，术中保持生理盐水持续灌注。根据同样方法，依次建立第二穿刺孔和第三穿刺孔
(3) 后外侧入路：位于后关间隙水平，紧贴跟腱外侧	
6. 探查、清理关节腔	递探钩剥离游离软骨片，由外到内的顺序检查踝关节，观察韧带是否松弛、断裂；递咬切钳或抓钳清理关节内血凝块和游离软骨碎片，并取出，修整关节面；递刨削刀去除松脱软骨碎片，修整骨折断端，解除关节内阻挡
7. 骨折复位、临时固定骨折块	递克氏针撬拨复位，点状复位钳协助复位固定骨折块，将关节内取出的碎骨块植入骨缺损处，使踝关节恢复到正常咬合关系，递 2.0mm 克氏针临时固定主要骨折块
8. 空芯螺钉固定骨折块	经皮置入 2～3 枚 4.0mm 半螺纹空芯螺钉固定
9. X 线透视检查固定复位情况	经 X 线透视下对内踝、后踝骨折逐个检查确认骨折块复位及固定情况
10. 止血、冲洗	递射频等离子刀止血，充分灌注冲洗关节腔，检查手术创面，清点物品数目
11. 缝合、包扎伤口	撤除关节镜镜头及关节镜器械，消毒皮肤，缝合切口；纱布、棉垫覆盖切口，弹性绷带加压包扎
12. 松止血带	缓慢松开止血带，轻柔按摩受压皮肤

六、护理要点

1. 术中递收克氏针和螺钉时，应注意检查其完整性，避免克氏针和螺钉意外断裂，残端遗留关节腔内。

2. 进行 X 线透射时，应注意自身防护，着铅衣和铅颈围，避免射线暴露。

3. 用踝关节固定带的装置做踝关节无创性牵引时，应注意固定带牵拉松紧度，以免过度牵拉造成继发开放性骨折的可能性。

4. 踝关节间隙狭小而不规则，需备直径 2.7mm 的 30° 关节镜头方便手术操作。

5. 踝关节腔狭小，术中需持续生理盐水灌注和负压吸引通畅，防止灌注液走空，以保障术野清晰。

第四节　关节镜下胫骨髁间嵴撕脱骨折内固定术

ACL 起于股骨外侧髁的内侧面，呈散状斜向内下方，附着于胫骨髁间前嵴，是膝关节的重要稳定结构。ACL 主要功能是放置胫骨前移，限制膝关节过伸。胫骨髁间嵴撕脱

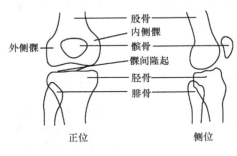

图 10-8　胫骨髁间嵴解剖

骨折是 ACL 胫骨终点部的骨折，随着运动伤、交通事故伤的不断增多，该骨折发病率有不断增高的趋势。

1959 年 Meyers 和 MckeeVer 根据骨折的移位程度对胫骨髁间嵴骨折进行了分类(图 10-8、图 10-9)。Ⅰ型：无明显骨折移位，胫骨嵴仅在前缘抬高；Ⅱ型：胫骨嵴前 1/3 或 1/2 的撕脱骨块自基底部像杠杆一样抬高，侧位 X 经片上呈"鸟嘴"状；ⅢA 型：整个胫骨嵴位于基底部之上，与胫骨失去接触；ⅢB 型：整个胫骨嵴抬高并有旋转。

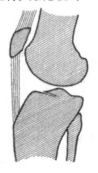 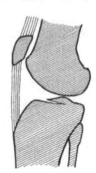 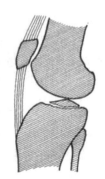

Ⅰ型:损伤轻微,折片稍有变位　　Ⅱ型:骨折片前1/3或1/2部从髁间嵴分离移位,在侧位X线片中呈喙状变形　　Ⅲ型:折片完全由骨床分离,或发生翻转,除开放复位外,不易愈合

图 10-9　髁间嵴骨折分类

一、适　应　证

1. Ⅰ型骨折，包括关节内合并伤。
2. Ⅱ、Ⅲ型骨折，特别是有骨块移位、髁间窝撞击、前交叉韧带松弛和关节内软骨、韧带、关节囊及半月板损伤的骨折。

二、麻　醉　方　式

腰硬联合麻醉或全身麻醉。

三、手术体位及仪器人员布局

1. 体位　平卧位，患肢伸直位或屈曲位，屈曲位则将手术床升高，尾端摇低，患肢手术部位用外展架固定，屈膝成90°。

2. 仪器人员布局　关节镜下胫骨髁间嵴撕脱骨折内固定术仪器人员布局见图 10-10。

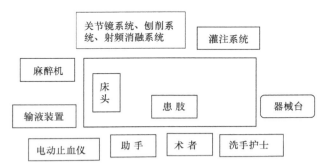

图 10-10　关节镜下胫骨髁间嵴撕脱骨折内固定术仪器人员布局

四、物　品　准　备

1. 设备准备　关节镜系统、吸引装置、电动刨削系统、灌注扩张系统、射频消融系统、电动气压止血仪及 C 形臂 X 线机。

2. 器械准备　直径 4.0mm 的 30°关节镜头、关节镜手动器械(穿刺器、不同方向咬切钳、抓钳、半月板剪、探钩、钩刀等)、不同型号刨削刀头及射频等离子刀头，骨折内固定器材及器械(内固定器械需进行高温蒸汽灭菌)。

3. 特殊物品准备　电钻及克氏针、带导水管的手术贴膜、弹性绷带、驱血带、止血带、生理盐水 3L、0.1%肾上腺素注射液 1 支、进水管路、防护用具(铅衣、铅颈围、铅帽)及无菌 C 形臂套。

五、手术步骤及配合

关节镜下胫骨髁间嵴撕脱骨折内固定术手术步骤与配合，如表 10-4。

表 10-4　关节镜下胫骨髁间嵴撕脱骨折内固定术手术步骤与配合

手术步骤	手术配合
1. 选择合适止血带	于患侧下肢上 1/3 处扎止血带
2. 消毒、铺单	递卵圆钳夹持碘酊、酒精纱球消毒，铺好无菌单，递小干纱布 1 块协助粘贴手术贴膜

续表

手术步骤	手术配合
3. 连接设备	器械护士提前 15min 检查器械性能是否正常、齐全,顺序摆放整齐;整理连接摄像导线、光导纤维线、刨削刀手柄线、等离子刀头、抽吸管及冲洗管路;巡回护士检查摄像系统、刨削系统、射频等离子刀性能完好,将其连接到各设备端口
4. 驱血、止血带充气	驱血带驱血,止血带充气止血,记录充气时间
5. 进行膝关节穿刺,抽出积血	递 7 号长针头的注射器,在髌骨外上方与股骨外髁交界处行膝关节穿刺,抽出积血
6. 建立操作孔 (1) 前外侧入路:膝关节外侧关节上 1cm、髌腱旁 1cm 处 (2) 前内侧入路:膝关节内侧关节囊上 1cm、髌腱旁 1cm 处 (3) 髌骨上内穿刺点:髌骨内上角上方 2.5cm 处	递注射器向膝关节内注入 60~100ml 含有肾上腺素的生理盐水,以便灌注扩张关节腔和达到止血的目的 递 11 号尖刀切开第一操作孔皮肤约 5mm,小弯钝性分离,关节镜鞘管带钝性内芯穿破滑膜组织进入关节腔,拔出内芯;递 30°镜头插入关节腔,打开进水管充盈关节腔,使术野清晰,术中保持持续灌注(生理盐水 3L+0.1%肾上腺素注射液 1 支)。根据同样方法,依次建立第二穿刺孔和第三穿刺孔
7. 探查关节腔,清除关节内积血和碎屑	递探钩牵开嵌入骨折间隙的半月板前角和损伤的半月板,递刨削刀清除增生水肿滑膜组织和损伤半月板前角,将关节内陈旧性血块冲洗干净
8. 确定骨折移位情况	递探钩依次对髌上囊、膝内侧间隙、髁间切迹、膝外侧间隙进行关节腔内检查,了解骨折移位情况
9. 根据骨折块大小选择固定材料	若骨块较大,递电钻 2mm 克氏针撬拨复位后,进行临时固定,然后将钛合金空芯螺钉拧入骨折端;若骨块较小,递 ACL 胫骨导向器定位,然后从胫骨结节两旁用导针钻取骨道,递导丝穿入隧道作牵引缝线,缝线穿过骨折块上方韧带,从隧道穿出后于胫骨结节处打结固定
10. X 线透视检查固定复位情况	递无菌 C 形臂套套上 C 形臂 X 线机,经 X 线透视下检查确认骨折块复位及固定情况满意为止
11. 清理损伤的软骨创面、冲洗止血	递射频等离子刀彻底止血,充分灌注冲洗关节腔,检查手术创面,清点物品数目
12. 缝合、包扎伤口	撤除关节镜镜头及关节镜器械,消毒缝合皮肤;纱布、棉垫覆盖切口,弹性绷带加压包扎
13. 松止血带	缓慢松开止血带,轻柔按摩受压皮肤

六、护 理 要 点

1. 适度升高手术床平面,避免患肢下垂过低,受到污染。

2. 术中递收克氏针和螺钉时,应注意检查其完整性,避免克氏针和螺钉意外断裂,残端遗留关节腔内。

3. 进行 X 线透射时,应注意自身及患者的防护,着铅衣和铅颈围,避免射线暴露(见总论 C 臂机使用注意事项)。

第五节　关节镜下桡骨远端关节内骨折内固定术

桡骨远端骨折是非常多见的损伤，为上肢最常见的骨折类型。桡骨远端骨折可发生于从儿童到老年人的所有年龄阶段。桡骨远端骨折的关节镜复位和内固定（ARIF）将外科创伤降到最低，且在提供损伤关节面的最佳显影方面有明显优势。

一、适 应 证

移位合并关节囊撕裂、软骨、软组织韧带损伤的腕关节内骨折。

二、麻 醉 方 式

臂丛神经阻滞麻醉或全身麻醉。

三、手术体位及仪器人员布局

1. 体位　平卧位，患肢外展，置于侧方操作台，肩关节外展 60°～90°，患手牵引架垂直位悬吊，牵引重量 5kg。

2. 仪器人员布局　关节镜下桡骨远端关节内骨折内固定术仪器人员布局见图10-11。

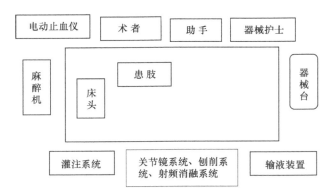

图 10-11　关节镜下桡骨远端关节内骨折内固定术仪器人员布局

四、物 品 准 备

1. 设备准备　关节镜系统、吸引装置、电动刨削系统、灌注扩张系统、射频消融系统、电动气压止血仪、C 形臂 X 线机、腕关节镜牵引塔及无菌尼龙指套。

2. 器械准备 直径 2.7mm 的 30° 关节镜头、关节镜手动器械(穿刺器、不同方向咬切钳、抓钳、弧形的和直式抓钳、有角度的探针、半月板剪、探钩、钩刀等)、不同型号刨刀头及射频刀头,内固定器材及器械(内固定器械需进行高温蒸汽灭菌)。

3. 特殊物品准备 电钻及克氏针、弹性绷带、驱血带、止血带、生理盐水 3L、进水管路、防护用具(铅衣、铅颈围、铅帽)及无菌 C 形臂套。

五、手术步骤及配合

关节镜下桡骨远端关节内骨折内固定术手术步骤与配合见表 10-5。

表 10-5 关节镜下桡骨远端关节内骨折内固定术手术步骤与配合

手术步骤	手术配合
1. 选择合适止血带	于患肢上臂中上 1/3 处扎止血带
2. 消毒、铺单	递卵圆钳夹持碘酊、酒精纱球消毒,铺好无菌单,递无菌尼龙指套,将示指、中指、环指放入指套中,通过标准的手术台上的肩部吊杆由过顶牵引器悬起来,根据手臂大小在腕部施加适宜的牵引力
3. 连接设备	器械护士提前 15min 检查器械性能是否正常、齐全,顺序摆放整齐;整理连接摄像导线、光导纤维线、刨削刀手柄线、等离子刀头、抽吸管与冲洗管路;巡回护士检查摄像系统、刨削系统、射频等离子刀性能完好,将其连接到各设备端口
4. 驱血、止血带充气	驱血带驱血,止血带充气止血,记录充气时间
5. 建立操作孔 (1) 第一穿刺孔:位于伸拇长与伸指肌腱之间,桡骨 Lister 结节尺侧上方,呈 15°掌侧倾斜穿刺 (2) 第二穿刺孔:位于尺侧伸腕肌腱桡侧缘 (3) 第三穿刺孔:位于伸肌腱与小指固有伸肌腱之间	递含有 5～10ml 无菌生理盐水的注射器给术者,自 3～4 入路插入注射器,充盈关节腔 递 11 号尖刀给术者切开第一操作孔皮肤 2～3mm,关节镜鞘管带钝性内芯穿破滑膜组织进入关节腔,拔出内芯;递直径 2.7mm 的 30°镜头插入关节内,打开进水管充盈关节腔,使术野清晰,术中保持生理盐水持续灌注。根据手术需要,依次建立第二穿刺孔和第三穿刺孔
6. 探查、清理关节腔	递电动刨削器进行关节清理,清除关节内残留骨折碎屑,检查骨折移位及软骨塌陷情况,同时评估腕内韧带、关节囊、桡骨远端和腕骨的软骨表面
7. 骨折复位及临时固定	递探针进行桡腕关节辅助骨块移动,撬起骨折块向背内侧移位,递 1mm 克氏针临时固定骨折块
8. 空芯螺钉固定	在桡腕关节面下 2～3 mm 处置入第 1 枚导针,依据骨折位置及骨折线长短另置入 1 或 2 枚导针,再置入螺钉使骨折块稳定,切开导针入口处皮肤,置入空芯钻套筒后在空芯钉入口处进行扩髓,顺导针置入 3.0 mm 无头空芯螺钉,C 形臂透视机下检查骨折复位及固定器情况,拔出多余克氏针
9. 止血、冲洗	递射频等离子刀进行止血,充分灌注冲洗关节腔,检查手术创面,清点物品数目

续表

手术步骤	手术配合
10. 缝合、包扎伤口	撤除关节镜镜头及关节镜器械，消毒皮肤，缝合切口；纱布、棉垫覆盖切口，弹性绷带加压包扎
11. 松止血带	缓慢松开止血带，轻柔按摩受压皮肤

六、护 理 要 点

1. 术中递收克氏针和螺钉时，应注意检查其完整性，避免克氏针和螺钉意外断裂，残端遗留关节腔内。

2. 进行 X 线透射时，应注意自身及患者的防护，着铅衣和铅颈围，避免射线暴露（见总论 C 臂机使用注意事项）。

3. 腕关节的间隙较狭窄，很难通过液体充盈来扩展间隙，术中使用无菌尼龙指套套住示指和中指，并通过腕关节牵引塔牵引可以牵开关节间隙。

4. 在插入关节镜前，应标记好腕关节各个入路，避开血管、神经及肌腱，穿刺时应使用钝性套管针穿过滑膜和关节。

5. 准确记录止血带启动时间，一次不超过 90min 为原则。

参 考 文 献

刘玉杰. 2013. 关节镜微创治疗关节内骨折. 北京：人民军医出版社.

刘玉杰，王岩. 2011. 实用关节镜手术学. 北京：人民军医出版社.

刘玉杰，王岩. 2013. 关节镜手术彩色图谱. 北京：人民军医出版社.

魏革. 2011. 手术室护理学. 第 2 版. 北京：人民军医出版社.

McGinty JB. 2003. 关节镜外科学. 第 3 版. 吕厚山译. 北京：人民卫生出版社.

第十一章 关节镜下关节外手术的护理配合

随着微创外科理念的深入，关节镜技术广泛应用于诊断和治疗关节内疾病，由于关节外没有现成的工作腔隙，关节镜无法进入到其中进行镜下手术，成为限制关节镜技术在关节外应用的"瓶颈"。将病变处的皮下组织与筋膜之间进行剥离，制作人工工作腔隙，将关节镜置于其中便可以进行镜下手术，解决了关节镜技术在关节外应用中的关键问题。

第一节 关节镜下臀肌挛缩射频松解术

臀肌挛缩症与反复的肌肉注射有关，多发生于婴幼儿时期用苯甲醇作为青霉素溶剂肌内注射的患者，也可发生于其他药物反复肌内注射的成年患者。关节镜下监控手术，视野清晰，工作区远离坐骨神经、臀上和臀下血管神经的解剖部位，避免广泛剥离肌肉组织，创伤小、出血少，不用担心伤口裂开，术后组织反应轻，有利于早期功能练习和康复。

一、适 应 证

轻型、中型及部分重型患者，臀部可触及明显的挛缩带，且挛缩带的前后缘明显。

二、麻 醉 方 式

硬膜外或全身麻醉。

三、手术体位及仪器人员布局

1. **体位** 患者采用侧卧位，双侧患者术中需更换体位。
2. **仪器人员布局** 关节镜下臀肌挛缩射频松解术仪器人员布局见图 11-1。

四、物 品 准 备

1. **仪器准备** 关节镜系统、吸引装置、电动刨削系统、灌注扩张系统及射频消融系统。

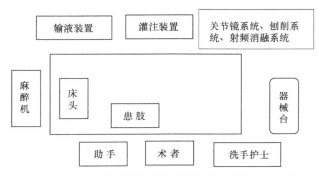

图 11-1　关节镜下臀肌挛缩射频松解术仪器人员布局

2. 器械准备　直径 4.0mm 的 30° 关节镜头、关节镜手动器械(穿刺器、大小咬切钳、抓钳、半月板剪、探钩、钩刀等)、不同型号刨削刀头及射频刀头。

3. 特殊物品准备　带导水管的手术贴膜、可粘贴"U"形无菌防水敷料、弹性绷带、生理盐水 3L、0.1%肾上腺素注射液 1 支及进水管路。

五、手术步骤及配合

关节镜下臀肌挛缩射频松解术手术步骤与配合见表 11-1。

表 11-1　关节镜下臀肌挛缩射频松解术手术步骤与配合

手术步骤	手术配合
1. 消毒、铺单	递卵圆钳夹持碘酊、酒精纱球臀部两侧分别消毒，铺好无菌单，协助医生粘贴好手术薄膜及"U"形防水敷料
2. 连接设备	器械护士提前 15min 检查器械性能是否正常、齐全，顺序摆放整齐；整理连接摄像导线、光导纤维线、刨削刀手柄线、射频等离子刀头、抽吸管及冲洗管路；巡回护士检查摄像系统、刨削系统、射频等离子刀性能是否完好，将其连接到各设备端口
3. 建立工作间隙及操作孔	
(1)第一操作孔：股骨大转子顶点向下 2～3cm	递 11 号尖刀切开第一操作孔皮肤约 5mm，递骨膜剥离子，沿皮下深筋膜组织与臀肌挛缩带之间进行钝性分离，制作人工工作腔隙 5mm×5mm，关节镜鞘管带钝性内芯穿入，拔出内芯，递 30°镜头插入人工工作腔隙，打开进水管，冲洗液为生理盐水 3L+0.1%肾上腺素注射液 1 支
(2)第二操作孔：臀肌挛缩带两侧旁开 3～4cm	依次建立第二操作孔，切开 5mm 小口作为射频气化电极和排水通道
4. 关节镜下切断臀肌挛缩束带	递刨削刀系统或咬钳清理并吸出臀肌挛缩带表面的脂肪组织，保持视野清楚，显示挛缩束带。递等离子刀由浅入深逐层切断挛缩束带
5. 射频消融止血，检查髋关节活动	松解完毕，递射频消融汽化系统止血，检查髋关节屈曲、内收、内旋、外展活动情况，直到髋关节不受限、无弹响、无活动性出血为止
6. 放置引流管，清点物品数目	彻底止血后留置引流管，检查手术创面，清点物品数目
7. 缝合、包扎伤口	撤除关节镜镜头及关节镜器械，消毒缝合皮肤；纱布、棉垫覆盖切口

六、护理要点

1. 术中要经常对患侧髋关节进行屈曲内收、内旋、外展等被动活动，为避免手术单的浸湿选用 2 片可粘贴 "U" 形无菌防水敷料在切口周围粘贴紧密，疑有被浸湿及时更换。

2. 由于臀肌周围组织比关节腔隙致密，需要足够的灌注压力，灌注液挂于距手术部位 1.2～1.5m 处，手术过程中及时更换灌注液，防止气泡进入手术视野，影响术者操作。

3. 注意观察灌注液的出入量和颜色，由于臀肌周围组织致密，大量的灌注液积存会造成患者术后臀肌组织肿胀和疼痛，所以手术结束时应尽量排尽组织间的灌注液，留置引流管，并加盖敷料加压包扎。

4. 如双侧均需手术，一侧手术做完在更换体位时需注意保护伤口及引流装置，避免污染及引流管脱落。

第二节　关节镜下钢板螺丝钉取出术

一、适　应　证

1. 四肢长管状骨折切开复位加压钢板螺钉内固定术后，术前患者可完全负重行走，肢体功能良好，但是对钢板邻近有重要神经者要慎重。

2. X 线检查示骨折愈合良好，骨折线完全消失，钢板及螺钉无骨痂包绕的患者。

二、麻　醉　方　式

上肢采用臂丛麻醉，下肢采用硬膜外麻醉。

三、手术体位及仪器人员布局

1. 体位　上肢骨折采用平卧位，下肢除了股骨干骨折采用健侧卧位，其他根据具体部位来决定。

2. 仪器人员布局　以股骨干骨折内固定取出为例，仪器人员布局见图 11-2。

四、物　品　准　备

1. 设备准备　关节镜系统、吸引装置、电动刨削系统、灌注扩张系统及射频消融系统。

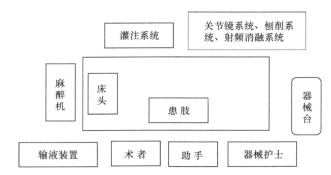

图 11-2　关节镜下股骨干骨折内固定钢板螺丝钉取出术仪器人员布局

2. 器械准备　直径 4.0mm 的 30° 关节镜头、关节镜手动器械(穿刺器、不同型号咬切钳、抓钳、半月板剪、探钩、钩刀、小骨凿、改锥、骨钩等)、不同型号刨削刀头及射频等离子刀头。

3. 特殊物品准备　带导水管的手术贴膜、弹性绷带、生理盐水 3L、0.1%肾上腺素 1 支及进水管路。

五、手术步骤及配合

关节镜下股骨干骨折内固定钢板螺丝钉取出术手术步骤与配合见表 11-2。

表 11-2　关节镜下股骨干骨折内固定钢板螺丝钉取出术手术步骤与配合

手术步骤	手术配合
1. 选择合适止血带	于患肢大腿上 1/3 处扎止血带
2. 消毒、铺单	递卵圆钳夹持碘酊、酒精纱球消毒，铺好无菌单，递小干纱布 1 块协助粘贴手术贴膜
3. 连接设备	器械护士提前 15min 检查器械性能是否正常、齐全，将顺序摆放整齐；整理连接摄像导线、光导纤维线、刨削刀手柄线、等离子刀头、抽吸管及冲洗管路；巡回护士检查摄像系统、刨削系统、射频等离子刀性能是否完好，将其连接到各设备端口
4. 驱血、止血带充气	驱血带驱血，止血带充气止血，记录充气时间
5. 建立工作腔隙及操作孔 (1)第一操作孔：原切口近心端	递 11 号尖刀给术者在钢板一端第 1 枚螺钉处按原切口切开皮肤 1～2cm，在钢板中段做另一 1～2cm 切口，递骨膜剥离器，沿钢板方向钝性推开周围软组织，建立工作通道及腔隙；关节镜鞘管带钝性内芯穿刺，拔出内芯，递 30°镜头插入关节鞘内，打开进水管，冲洗液为生理盐水 3L +0.1%肾上腺素注射液 1 支
(2)辅助操作孔：钢板中段任一切口	根据手术需要，建立辅助切口
6. 显露钢板及螺钉	递刨削刀系统及射频消融系统清除钢板表面的瘢痕及纤维组织，递小骨凿凿开包绕在钢板周围的骨痂，显露钢板螺钉
7. 取出钢板螺钉	递改锥找准螺钉帽凹槽，垂直插入，松动螺钉逐个拧出；关节镜入口和改锥工作通道相互交替使用。递小骨刀在钢板下撬松钢板，递小直角钳或骨钩提起钢板使其露出皮肤，在其他切口插入适当的金属棒顶住钉孔边缘，向外轻轻敲击金属棒取出钢板

手术步骤	手术配合
8. 止血、冲洗	递射频等离子刀烧灼止血，充分灌注冲洗关节腔，检查手术创面
9. 放置引流管，清点物品数目	彻底止血后留置引流管，检查手术创面，清点物品数目
10. 缝合、包扎伤口	撤除关节镜镜头及关节镜器械，消毒并缝合皮肤；纱布、棉垫覆盖切口，弹性绷带加压包扎
11. 松止血带	缓慢松开止血带，轻柔按摩受压皮肤

六、护 理 要 点

1. 术中取出钢板和螺钉时，应注意检查其完整性，避免钢板和螺钉意外滑丝、断裂，残端遗留腔内。

2. 关节镜下钢板内固定取出，因关节腔外无工作腔隙，需人工建立"腔隙"，置入关节镜前可先插入镜鞘，连接生理盐水充盈工作通道后再置入关节镜，以免损坏关节镜。

3. 备好切开内固定器械，因术中如发现手术视野瘢痕增生严重或内置物断裂等意外情况时，术者放弃利用关节镜，改完全切开，取出钢板。

第三节　关节镜下腘窝囊肿摘除术

腘窝囊肿又称 Baker 囊肿，在中老年人中发病较高，男性多于女性，好发于骨性关节炎和滑膜炎患者。由于腘窝囊肿位置较深，毗邻重要血管、神经，开放手术切口较大，显露广泛，术后局部容易发生瘢痕粘连，采用关节镜下腘窝囊肿手术可避免上述并发症。

一、适 应 证

对非手术治疗无效，反复发作、经久不愈的囊肿，局部有血管神经压迫症状者和临床症状严重者。

二、麻 醉 方 式

硬膜外麻醉或全身麻醉。

三、手术体位及仪器人员布

1. 体位　俯卧位，头转向一侧，胸部、髂棘两侧、双足部各垫一软垫，胸腹部呈悬空状。

2. **仪器人员布局**　关节镜下腘窝囊肿摘除术仪器人员布局见图 11-3。

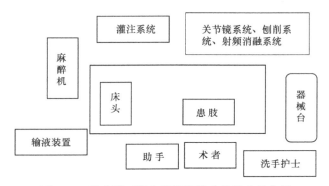

图 11-3　关节镜下腘窝囊肿摘除术仪器人员布局

四、物 品 准 备

1. **设备准备**　关节镜系统、吸引装置、电动刨削系统、灌注扩张系统、射频消融系统及电动气压止血仪。

2. **器械准备**　直径4.0mm 的30° 加长关节镜头、关节镜手动器械(不同型号咬切钳、抓钳、手术剪、半月板剪、探钩、钩刀、刮匙)、髋关节穿刺套管(4.5mm、5.0mm、5.5mm)，不同型号刨削刀头及射频等离子刀头。

3. **特殊物品准备**　带导水管的手术贴膜、弹性绷带、亚甲蓝注射液、生理盐水 3L、0.1%肾上腺素 1 支及进水管路。

五、手术步骤及配合

关节镜下腘窝囊肿摘除术手术步骤与配合见表 11-3。

表 11-3　关节镜下腘窝囊肿摘除术手术步骤与配合

手术步骤	手术配合
1. 选择合适止血带	于患肢大腿上 1/3 处扎止血带
2. 消毒、铺单	递卵圆钳夹持碘酊、酒精纱球消毒，铺好无菌单，手术区域用带导水管的手术贴膜粘贴，导水管袋出口接污物桶
3. 连接设备	器械护士提前 15min 检查器械性能是否正常、齐全，顺序摆放整齐；整理连接摄像导线、光导纤维线、刨削刀手柄线、等离子刀头、抽吸管及冲洗管路；巡回护士检查摄像系统、刨削系统、射频等离子刀性能是否完好，将其连接到各设备端口
4. 驱血、止血带充气	驱血带驱血，止血带充气止血，记录充气时间
5. 建立操作孔	递术者 50ml 生理盐水注入关节腔内，使关节腔膨胀，扩大关节镜的操
(1)第一操作孔：腘窝囊肿的外上缘	作空间

续表

手术步骤	手术配合
(2) 第二操作孔：腘窝囊肿的外下缘	递11号尖刀在腘窝囊肿外上缘切开皮肤 5 mm，递锐性穿刺器的关节镜鞘穿破滑膜组织，再换上钝性穿刺器进入关节腔，拔出钝性穿刺器，递30°镜头插入关节腔，打开进水管，冲洗液为生理盐水 3L+0.1% 肾上腺素 1 支。
	根据手术需要在囊肿外下缘同样做约 5 mm 皮肤切口作为辅助切口
6. 探查、清理增生滑膜	检查关节腔内情况，递刨削系统清除增生滑膜组织，剥离器分离囊壁与周围黏膜，显露囊肿通往腔内的内口间隙
7. 囊肿摘除	递抓钳向外牵拉囊壁组织，递注射器针头从囊肿外缘刺入囊腔内，回抽囊液以确定囊肿定位无误，递刨削刀刨破囊肿壁于蒂部，吸出囊液，将囊壁由远(囊底)至近(囊口)完全刨除干净
8. 止血、冲洗	递射频等离子刀止血，充分灌注冲洗关节腔，检查手术创面
9. 放置引流管，清点物品数目	彻底止血后留置引流管，检查手术创面，清点物品数目
10. 缝合、包扎伤口	撤除关节镜镜头及关节镜器械，消毒并缝合皮肤；纱布、棉垫覆盖切口，弹性绷带加压包扎
11. 松止血带	缓慢松开止血带，轻柔按摩受压皮肤

六、护理要点

1. 备好亚甲蓝 1 支，向腘窝囊肿内注入亚甲蓝 2ml，以便确定腘窝囊肿开口的位置。

2. 术中需改变膝关节屈伸角度，手术野需防湿，用带导水管手术薄膜粘贴紧密。

3. 关节镜进入囊肿内操作时，适当降低灌注压，以免灌注液进入小腿肌筋膜间隔区导致骨筋膜室综合征。

第四节　关节镜下胸锁乳突肌切断术

斜颈有可以分为先天性和后天性两类，先天性又可以分为肌性斜颈及颈椎发育畸形(骨性)，肌性斜颈是由患侧胸锁乳突肌纤维化和挛缩所致。先天性肌性斜颈多见于青少年患者，发病机制尚不清楚，可能是围生期胸锁乳突肌筋膜间室综合征的后遗症，也有可能与宫内胎位异常，分娩时产钳夹挤颈部使胸锁乳突肌损伤后局部出血、粘连、肌纤维变性、挛缩有关。总之，先天肌性斜颈的病因至今并非十分清楚，还有待进一步研究。

一、适　应　证

轻、中度的先天性肌性斜颈，术前需排除中枢神经系统引起的痉挛性斜颈、颈椎肌性造成的结构性斜颈。

二、麻 醉 方 式

局部浸润麻醉或全身麻醉。

三、手术体位及仪器人员布局

1. **体位** 平卧位，肩颈部垫高，头及颜面部转向健侧并后仰。
2. **仪器人员布局** 关节镜下胸锁乳突肌切断术仪器人员布局见图11-4。

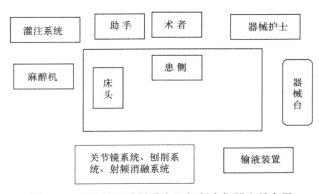

图 11-4 关节镜下胸锁乳突肌切断术仪器人员布局

四、物 品 准 备

1. **设备准备** 关节镜系统、吸引装置、电动刨削系统、灌注扩张系统及射频消融系统。
2. **器械准备** 直径 2.7mm 或 4.0mm 的 30° 关节镜头、关节镜手动器械(穿刺器、大小咬切钳、抓钳、半月板剪、探钩、钩刀等)、不同型号刨刀头及射频刀头。
3. **特殊物品准备** 记号笔、带导水管的手术贴膜、生理盐水 3L、0.1%肾上腺素 1支及进水管路。

五、手术步骤及配合

关节镜下胸锁乳突肌切断术手术步骤及配合见表11-4。

表 11-4 关节镜下胸锁乳突肌切断术手术步骤及配合

手术步骤	手术配合
1. 标识手术切口	递记号笔标记胸锁乳突肌牵缩带及手术切口
2. 消毒、铺单	递卵圆钳夹持碘酊、酒精纱球消毒，铺好无菌单，递小干纱布 1 块协助粘贴手术贴膜
3. 连接设备	器械护士提前 15min 检查器械性能是否正常、齐全，将顺序摆放整齐；整理连接摄像导线、光导纤维线、刨削刀手柄线、等离子刀头、抽吸管及冲洗管路；巡回护士检查摄像系统、刨削系统、射频等离子刀性能是否完好，将其连接到各设备端口
4. 局部浸润麻醉	递抽有局麻药的注射器给术者在锁骨表面即胸锁乳突肌的止点进行局部浸润麻醉（局部麻醉药的配置：2%利多卡因 20ml+生理盐水 40ml+0.1%肾上腺素 0.2ml）
5. 建立工作腔隙及操作孔	
(1) 第一操作孔：腋前线与腋皱纹交点向前旁开 2mm 处	递 11 号尖刀给术者切开皮肤 5 mm，沿皮下组织进行钝性分离，达胸锁乳突肌在锁骨的附着处，人工制作工作腔隙 3cm×5cm；穿入关节镜鞘管带钝性内芯，拔出内芯，递 30°镜头插入工作腔隙，打开进水管，冲洗液为生理盐水 3L +0.1%肾上腺素 1 支
(2) 第二操作孔：胸锁关节以下 5～10cm 较隐蔽处	根据手术需要建立第二操作孔作为手术器械操作入路
6. 切断并松解胸锁乳突肌牵缩带	递刨削系统清理影响视野的纤维组织，双极射频紧贴锁骨表面胸锁乳突肌附着处汽化切割。递等离子刀系统紧贴锁骨和胸锁乳突肌的表面，逐层切断并松解牵缩的纤维束带
7. 止血、冲洗	递射频消融系统烧灼残留的纤维牵缩束带和活动性出血，检查手术创面，清点物品数目
8. 缝合、包扎伤口	撤除关节镜镜头及关节镜器械，消毒缝合皮肤；纱布、棉垫覆盖切口，加压包扎

六、护　理　要　点

1. 如采取局部麻醉，术前应连接好心电监护，术中关注患者生命体征及耐受情况，发现异常及时报告术者。

2. 由于颈部为疏松结缔组织，局部灌注后液体容易渗向周围组织间隙，致颈部组织水肿，因此术中防止灌注压力过大而引起并发症。

第五节　关节镜下射频汽化治疗网球肘术

网球肘又称肱骨外上髁炎，因网球运动员好发本病而得名，是指肘关节外侧部位前臂伸肌起点部位出现肌腱炎性疼痛，疼痛多因前臂伸肌在反复伸腕用力及前臂旋内旋外活动等情况下出现伸肌总腱慢性损伤，以及骨膜无菌性炎症导致。

一、适　应　证

1. 肱骨外上髁部的严重疼痛延续 6 个月以上。

2. 肱骨外上髁部严重的局部压痛。

3. 制动休息 2 周症状缓解不明显。

4. 制动期间外上髁局部封闭 2 次症状缓解不明显，网球肘保守治疗无效者。

二、麻 醉 方 式

局部浸润麻醉或臂丛神经阻滞麻醉。

三、手术体位及仪器人员布局

1. **体位** 平卧位、侧卧位或俯卧位。

2. **仪器人员布局** 以平卧位为例，仪器人员布局见图 11-5。

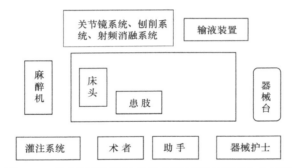

图 11-5　关节镜下射频汽化治疗网球肘术仪器人员布局

四、物 品 准 备

1. **设备准备** 关节镜系统、吸引装置、电动刨削系统、灌注扩张系统、射频消融系统及电动气压止血仪。

2. **器械准备** 直径 2.7mm 或 4.0mm 的 30° 关节镜头、关节镜手动器械（穿刺器、大小咬切钳、抓钳、半月板剪、探钩、钩刀等）、不同型号刨削刀头及射频刀头。

3. **特殊物品准备** 带导水管的手术贴膜、弹性绷带、生理盐水 3L、0.1% 肾上腺素 1 支及进水管路。

五、手术步骤及配合

关节镜下射频汽化治疗网球肘术手术步骤及配合见表 11-5。

表 11-5　关节镜下射频汽化治疗网球肘术手术步骤及配合

手术步骤	手术配合
1. 选择合适止血带	于患肢上臂中上 1/3 处扎止血带
2. 消毒、铺单	递卵圆钳夹持碘酊、酒精纱球消毒，铺好无菌单，递小干纱布 1 块协助粘贴手术贴膜
3. 连接设备	器械护士提前 15min 检查器械性能是否正常、齐全，按顺序摆放整齐；整理连接摄像导线、光导纤维线、刨削刀手柄线、等离子刀头、抽吸管及冲洗管路；巡回护士检查摄像系统、刨削系统、射频等离子刀性能是否完好，将其连接到各设备端口
4. 驱血、止血带充气	驱血带驱血，止血带充气止血，记录充气时间
5. 建立人工工作腔隙及操作孔	
(1) 第一操作孔：肱骨外上髁压痛点向近心端约 3cm 处	递 11 号尖刀给术者切开皮肤 3 mm，递剥离子沿皮下组织与伸肌群之间进行钝性分离，制作约 2cm×2cm 人工工作腔隙；递关节镜鞘管带钝性内芯穿入，拔出内芯，递 30°镜头插入工作腔隙，打开进水管，冲洗液为生理盐水 3L+0.1%肾上腺素注射液 1 支
(2) 第二操作孔：肱骨外上髁压痛点	根据手术需要建立第二操作孔作为射频电极通道
6. 探查、清理关节腔，射频治疗疼痛点	递刨削刀或射频等离子刀清理损伤的纤维及炎性滑膜组织，探查肱骨外上髁疼痛点，通电治疗桡侧伸腕深层及骨膜下 0.5s，再移动射频电极位置，每隔 3mm 为一个治疗点，根据病变范围大小进行治疗
7. 清点物品数目	彻底止血后检查手术创面，清点物品数目
8. 缝合、包扎伤口	撤除关节镜镜头及关节镜器械，消毒缝合皮肤；纱布、棉垫覆盖切口，弹性绷带加压包扎
9. 松止血带	缓慢松开止血带，轻柔按摩受压皮肤

六、护 理 要 点

1. 手术常采用平卧位、侧卧位或俯卧位，术前与手术医生确认好体位。

2. 准备直径 4.0mm 和 2.7mm 的 30° 关节镜头及相配套的镜下手术器械，肘关节腔比较宽大的患者，可采用 4.0mm 的镜头，但关节腔比较狭小的患者，则必须使用 2.7mm 的镜头。

参 考 文 献

刘义兰，罗凯燕. 2012. 关节镜手术及运动康复护理. 北京：人民军医出版社.

刘玉杰，王岩. 2011. 实用关节镜手术学. 北京：人民军医出版社.

刘玉杰，王岩. 2013. 关节镜手术彩色图谱. 北京：人民军医出版社.

刘玉杰. 2012. 关节镜技术创新与临床应用. 北京：人民军医出版社.

魏革. 2011. 手术室护理学. 第 2 版. 北京：人民军医出版社.

叶如卿，陈先武. 2015. 关节镜下治疗腘窝囊肿的临床研究. 中国矫形外科杂志，23（1）：1048-1050.

第十二章 椎间盘镜手术的护理配合

一、椎间盘应用解剖

椎间盘（图 12-1）位于相邻的两个椎体之间，周围部称纤维环由多层呈同心圆排列的纤维软骨构成；围绕在髓核周围。中央部称髓核是富有弹性的胶状物质，椎间盘坚固而富有弹性，可承受压力，减缓冲击有利于脊柱的运动。整个脊柱有 23 个椎间盘。

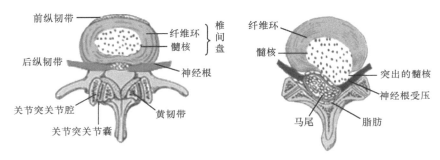

图 12-1　椎间盘解剖

二、椎间盘镜手术入路方式

椎间盘镜手术入路方式见图 12-2。

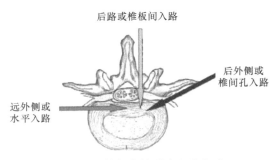

图 12-2　椎间盘镜手术入路方式

1. 远外侧或水平入路：一般为向患侧旁开 7～10cm 处即为进针点；2. 后路或椎板间入路：正中定位棘突正中连线，下关节突内侧缘连线，在二者中央画第 3 条线，确定穿刺节段之椎孔平面，与第 3 条线交点为拟穿刺点（椎间盘镜常选用）；3. 后外侧或椎间孔入路：根据正侧位椎间隙水平的交点确定穿刺点，棘突正中旁开 8～14cm（椎间孔镜常选用）

第一节 椎间盘镜检查术

一、适 应 证

腰痛伴下肢放射痛,且腿痛重于腰痛;有腰骶神经根压迫所致的轻度肌力下降,感觉障碍,反射异常;有神经根受压的阳性体征,如直腿抬高试验(+),经临床诊断、影像学检查(CT、MR、CTM、椎管造影)证实、保守治疗无效的单节段椎间盘各种病变。

二、麻 醉 方 式

局部麻醉。

三、手术体位及仪器人员布局

1. 体位 俯卧位,患者俯卧于可透 X 线的手术床,胸部及髂嵴处垫软枕,使腹部悬空;双上肢自然向前放于托手架上,双腿置于软枕上,足尖自然下垂。保护好眼睛及骨隆突处,固定好四肢。

2. 仪器人员布局 椎间盘镜检查术仪器人员分布见图 12-3。

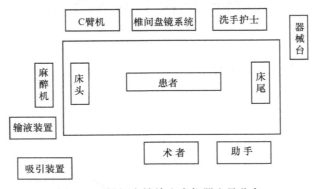

图 12-3 椎间盘镜检查术仪器人员分布

四、物 品 准 备

1. 设备准备 C 形臂 X 线机、椎间盘镜系统、射频消融系统、电外科设备、吸引装置及可透过 X 线的手术床。

2. 器械准备 椎间盘镜 25° 镜头、椎间盘镜器械(脊柱穿刺针、导丝、扩张器、逐级扩张套筒、工作套筒、神经剥离器、神经拉钩、各种刮匙、钩形及无钩形金属吸引管、各类髓核钳、椎板咬骨钳、抓钳等)磨钻、射频消融电极、骨刀骨凿及双极和单极电凝钳。

3. 特殊物品准备 防护用具(铅衣、铅颈围、铅帽)、无菌 C 形臂套、带导水管的手术贴膜、生理盐水 3L、进水管路及记号笔。

五、手术步骤及配合

椎间盘镜检查术手术步骤及配合见表 12-1。

表 12-1 椎间盘镜检查术手术步骤及配合

手术步骤	手术配合
1. 椎间隙定位	在 C 形臂 X 线机监视下,用克氏针确定病变椎体并用记号笔在皮肤上做记号
2. 常规消毒,铺单	递卵圆钳夹持碘酊、酒精纱球消毒皮肤;干纱布 1 块协助贴手术贴膜
3. 连接、检查、调试内镜系统	器械护士提前 15min 上台检查器械性能是否正常、齐全,顺序摆放整齐;整理连接摄像导线、光导纤维线、射频等离子刀、抽吸管及冲洗管路等;巡回护士检查负责将各仪器设备并连接到端口
4. 局部麻醉	递 20ml 注射器配置 7 号长针头注射麻醉药,麻醉药采用 0.5%~1.0% 的利多卡因溶液,沿穿刺部位逐层浸润麻醉
5. 在 C 形臂 X 线机透视下确认定位针的正确位置	在 C 形臂 X 线机监视下,沿椎间盘间隙上方插入克氏针,于克氏针入口处做一平行于中线切口,X 线辅助将定位针从切口插入至一个椎体板下缘,穿透腰背筋膜
6. 取出定位针,切开皮肤	递 11 号尖刀切开皮肤,干纱布擦拭,取出定位针
7. 插入扩张管	递定位针再次插入病变间隙,沿定位针插入第 1 号肌肉扩张套管至椎板下缘,C 形臂 X 线机辅助定位将肌肉扩张管置于骨膜平面,取回定位针,再由细到粗传递各种型号扩张套管
8. 建立工作通道	递合适直径的工作套管沿最外层的扩张套管插入至椎板,先将自由臂固定到手术床侧面的导轨上,再连接于工作套管上并调节旋紧
9. 置入椎间盘内镜	递椎间盘内镜,校正白平衡,放入通道管并锁定,再次固定自由臂,术中可根据操作需要调整内镜插入工作套管,并将取出的扩张套管收回
10. 剥离椎板间隙软组织	递髓核钳咬取软组织碎屑,椎板咬骨钳进行椎板开窗,递角度刮匙打开黄韧带,神经剥离器分离探查,去除部分黄韧带
11. 显露神经组织	递探钩、剥离子剥离探查神经
12. 探查、留取病理标本	递髓核钳通过工作通道夹取髓核组织,递活检钳咬取病理标本,按医生要求分类放置好,及时递给巡回护士固定登记
13. 止血、冲洗	递消融电极及双极电凝钳止血,确认神经根完全松解,检查手术创面,生理盐水冲洗,清点器械及敷料
14. 退出椎间盘镜,清点物品,缝合切口	撤出椎间盘镜镜头,松动自由臂,撤出工作通道,再次清点物品,放置引流管,缝合切口,敷料加压包扎

六、护 理 要 点

1. 仪器专人负责, 洗手护士熟悉各类器械的性能和使用方法, 术后整理器械要轻柔, 椎间盘镜主要由光导纤维材料组成, 切忌打折、扭曲, 盘绕直径不得少于 30cm。

2. 俯卧位的摆放采用可透视的软垫, 注意保护患者的受压部位和眼睛, 避免压疮及其他意外发生(女性患者乳房及男性患者会阴部有无受压)。

3. 手术尽量避免使用全身麻醉, 巡回护士在手术中密切观察患者的下肢感觉、运动情况, 一旦患者感觉到明显放射痛, 应立即通知提醒手术医生。

4. 对于局部麻醉的患者, 要多进行心理疏导, 巡回护士应守护床旁询问患者感受, 避免谈论与手术有关的话题, 密切观察生命体征。

5. 准备生理盐水 3L, 在操作过程中持续用生理盐水冲洗脊髓及神经根, 不仅保持术野清晰且可以避免局部热量传递造成神经损伤。

6. 微创技术实施全过程中严密监督无菌操作, C 形臂 X 线机使用过程中要做好医护人员及患者的防护工作。

第二节　椎间盘镜下颈前路椎间盘髓核摘除术

一、适 应 证

颈椎间盘向中央或旁中央突出, 有脊髓压迫症状; 颈椎间盘向旁中央或椎间孔突出, 有神经根压迫症状; 神经根性疼痛反复发作, 保守治疗无效; 影像学检查显示椎间盘严重压迫脊髓或神经根。

二、麻 醉 方 式

局部麻醉联合静脉麻醉或全身麻醉; 因需施行术中复位, 牵拉较剧烈, 以气管插管全身麻醉为宜。

三、手术体位及仪器人员布局

1. 体位　垂头仰卧位, 肩部垫软枕, 头颈自然向后仰伸, 颈后部垫以软头圈, 头两侧放置海绵小枕固定防止术中旋转, 肩部用带子稍微向下牵引, 使颈部充分伸展, 将手术床头部抬高 20°～30°, 方便手术医生且有利于静脉回流。

2. 仪器人员布局　椎间盘镜下颈前路椎间盘髓核摘除术仪器人员分布见图 12-4。

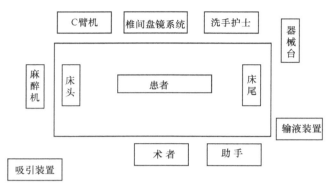

图 12-4　椎间盘镜下颈前路椎间盘髓核摘除术仪器人员分布

四、物 品 准 备

1. 设备准备　C 形臂 X 线机、椎间盘镜系统、射频消融系统、电外科设备、吸引装置及可透过 X 线的手术床。

2. 器械准备　椎间盘镜 25° 镜头、射频消融电极、椎间盘镜器械(脊柱穿刺针、导丝、扩张器、逐级扩张套管、工作套管、神经剥离子、神经拉钩、各种刮匙、钩形及无钩形金属吸引管、各类髓核钳、椎板咬骨钳、抓钳等)磨钻、骨刀骨凿及双极和单极电凝钳。

3. 特殊物品准备　防护用具(铅衣、铅颈围、铅帽)、无菌 C 形臂套、带导水管的手术贴膜、生理盐水 3L、进水管路、记号笔及 7 号长针头。

五、手术步骤及配合

椎间盘镜下颈前路椎间盘髓核摘除术手术步骤及配合见表 12-2。

表 12-2　椎间盘镜下颈前路椎间盘髓核摘除术手术步骤及配合

手术步骤	手术配合
1. 正侧位定位	在 C 形臂 X 线机监视下,用克氏针确定椎间隙及病变椎体,并用记号笔在皮肤上做记号
2. 常规消毒、铺单	递卵圆钳夹持碘酊、酒精纱球消毒皮肤;干纱布 1 块协助贴手术贴膜
3. 连接、检查、调节好椎间盘内镜系统	器械护士提前 15min 上台检查器械性能是否正常、齐全,按顺序摆放整齐;整理连接摄像导线、光导纤维线、射频等离子刀、抽吸管及冲洗管路等;巡回护士检查负责将各仪器设备连接到端口
4. C 形臂 X 线机定位,穿刺	术者用手指在气管和胸锁乳突肌之间向椎体前面推压触及锥体表面,把喉和气管推向内侧,颈动脉推向外侧;在术者确定进针点后,递 18 号穿刺针给术者在 C 形臂 X 线机监视下以 25°穿入椎间隙
5. 以穿刺针为中心在皮肤上做一切口,退出穿刺针针芯	递术者 11 号尖刀切开皮肤,干纱布擦拭,及时将穿刺针针芯收回放置无菌碗盘内

续表

手术步骤	手术配合
6. 建立工作通道	递扩张套管沿穿刺针套依次逐级插入，将最粗工作套管送至纤维环处，拔出其内的扩张套管及穿刺针；递椎间盘内镜，放入通道管并锁定，调整白平衡，固定自由臂建立工作通道
7. 纤维环开窗	递射频消融电极或环锯打开纤维环
8. 摘除髓核组织	递髓核钳取出髓核，分类放置，及时递交巡回护士，固定液固定送检
9. 止血、冲洗	递射频等离子刀及双极电凝钳止血，检查手术创面，生理盐水冲洗，清点器械及敷料
10. 退出椎间盘镜镜头，清点物品，缝合切口	撤出椎间盘镜镜头，松动自由臂，撤出工作通道，再次清点物品，放置引流管，缝合切口，敷料加压包扎

六、护 理 要 点

1. 固定颈部两侧时勿用沙袋，以免影响 C 臂机透视效果。
2. 靛胭脂备用，必要时用来明确椎间盘退变的情况。
3. 摆放体位时注意固定好患者头部，避免术中移位而影响术者操作。
4. 有文献报道显示，穿刺时经甲状腺入路，如果经过该组织穿刺，会造成术中、术后出血，易导致严重的并发症，因此术中要注意观察冲洗液的颜色和用量。

第三节　后路椎间盘镜下椎间盘髓核摘除术

一、适 应 证

经临床诊断，影像学检查(CT、MR、CTM、椎管造影)证实，保守治疗无效的单节段颈椎间盘突出，包括极外侧型、椎间孔型、旁中央型和中央型。有学者认为后突未超过 1/2 椎管的中央型，未移位的游离型椎间盘突出仍有手术适应证。此外，突出物有钙化的椎间盘突出也可通过后路椎间盘镜下椎间盘髓核摘除术治疗。

二、麻 醉 方 式

局部麻醉。

三、手术体位及仪器人员布局

1. 体位　俯卧位，患者俯卧于可透过 X 线的手术床，胸部及髂嵴处垫软枕，使腹部悬空；双上肢自然向前放于托手架上，双腿置于软枕上，足尖自然下垂。保护好眼睛及骨隆突处，固定好四肢。

2. 仪器人员布局 仪器人员布局同本章第一节图 12-3。

四、物 品 准 备

1. 设备准备 C 形臂 X 线机、椎间盘镜系统、射频消融系统、电外科设备、吸引装置及可透过 X 线的手术床。

2. 器械准备 椎间盘镜 25° 镜头、射频消融电极、椎间盘镜器械(脊柱穿刺针、导丝、扩张器、逐级扩张套管、工作套管、神经剥离子、神经拉钩、各种刮匙、钩形及无钩形金属吸引管、各类髓核钳、椎板咬骨钳、抓钳等)磨钻、骨刀骨凿及双极电凝钳和单极电凝钳。

3. 特殊物品准备 防护用具(铅衣、铅颈围、铅帽)、无菌 C 形臂套、带导水管的手术贴膜、生理盐水 3L、进水管路、记号笔及 7 号长针头。

五、手术步骤及配合

后路椎间盘镜下椎间盘髓核摘除术手术步骤及配合见表 12-3。

表 12-3　后路椎间盘镜下椎间盘髓核摘除术手术步骤及配合

手术步骤	手术配合
1. 椎间隙定位	同本章第一节
2. 常规消毒，铺单	同本章第一节
3. 连接、检查、调试内镜系统	同本章第一节
4. 局部麻醉	同本章第一节
5. 在 C 形臂 X 线机透视下确认定位针的正确位置	同本章第一节
6. 取出定位针，切开皮肤	同本章第一节
7. 插入扩张管	同本章第一节
8. 建立工作通道	同本章第一节
9. 置入椎间盘内镜	同本章第一节
10. 剥离椎板间隙软组织，扩大通道操作空间	递双极电凝钳烧灼软组织，递吸引器吸尽烟雾，递髓核钳去除软组织碎屑
11. 椎板开窗	递椎板咬骨钳清除附着于椎板上的软组织及骨质
12. 剥离、切除黄韧带	递角度刮匙打开黄韧带(肥厚的黄韧带需用尖刀部分切开)，递探钩探查有无粘连，递髓核钳或椎板咬骨钳咬除部分黄韧带
13. 神经组织的暴露和保护	递神经探子、吸引管剥离探查神经根
14. 摘除椎间盘髓核	根据手术需要递给术者不同的类型的髓核钳夹取、清理突出的髓核、纤维化及钙化组织，使受压的神经根清晰显现

续表

手术步骤	手术配合
15. 留取组织标本	将标本置于湿生理盐水纱布上，离体 30min 以内由巡回护士将其用 10%的甲醛固定液固定
16. 修补破裂的纤维环	递射频电极修补纤维环
17. 止血、冲洗	递双极电凝钳彻底止血，递生理盐水注射器冲洗椎间隙，检查手术创面，清点器械及敷料
18. 退出椎间盘镜，清点物品，缝合切口	撤出椎间盘镜镜头，松动自由臂，撤出工作通道，再次清点物品，放置引流管，缝合切口，敷料加压包扎

六、护 理 要 点

同本章第一节护理要点。

第四节　椎间孔镜下椎间盘髓核摘除术

一、适　应　证

椎间盘突出症、腰椎管狭窄症、脊柱滑脱、脊柱感染性疾病、部分椎管内硬膜囊外良性肿瘤；其他少数本来应该接受开放手术，但因各种原因无法耐受的患者。

二、麻　醉　方　式

局部麻醉。

三、手术体位及仪器人员布局

1. 体位　患者采取俯卧位或侧卧位。

（1）俯卧位：患者俯卧于可透过 X 线的手术床，胸部及髂棘处垫软枕，使腹部悬空；双上肢自然向前放于托手架上，双腿置于软枕上，足尖自然下垂；保护好眼睛及骨隆突处，固定好四肢。

（2）侧卧位：患侧在上，腋下垫一软枕，屈髋屈膝，双腿之间垫一软枕，髂前上棘使用固定架支撑，注意保护皮肤及骨隆突处。

2. 仪器人员布局　椎间孔镜下椎间盘髓核摘除术以侧卧位为例，仪器人员布局见图 12-5。

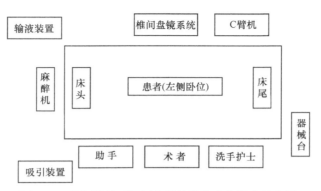

图 12-5 椎间孔镜下椎间盘髓核摘除术仪器人员布局

四、物 品 准 备

1. 设备准备 C 形臂 X 线机、椎间盘镜系统、射频消融系统、电外科设备、吸引装置及可透过 X 线的手术床。

2. 器械准备 椎间孔镜 30° 镜头、射频消融电极、椎间盘镜器械(脊柱穿刺针、导丝、扩张器、逐级扩张套管、工作套管、神经剥离子、神经拉钩、各种刮匙、钩形及无钩形金属吸引管、各类髓核钳、椎板咬骨钳、抓钳等)磨钻、骨刀骨凿及双极和单极电凝钳。

3. 特殊物品准备 防护用具(铅衣、铅颈围、铅帽)、无菌 C 形臂套、带导水管的手术贴膜、生理盐水 3L、进水管路、记号笔及 7 号长针头。

五、手术步骤及配合

椎间孔镜下椎间盘髓核摘除术手术步骤及配合见表 12-4。

表 12-4 椎间孔镜下椎间盘髓核摘除术手术步骤及配合

手术步骤	手术配合
1. 椎间隙定位	在 C 臂机监视下,用克氏针确定病变椎体并用记号笔在皮肤上做记号
2. 常规消毒、铺单	递卵圆钳夹持碘酊、酒精纱球消毒皮肤;干纱布 1 块协助贴手术贴膜
3. 连接、检查、调节好内镜系统	器械护士提前 15min 上台检查器械性能是否正常、齐全,按顺序摆放整齐;整理连接摄像导线、光导纤维线、射频等离子刀、抽吸管及冲洗管路等;巡回护士检查负责将各仪器设备连接到端口
4. 局部麻醉	递 20ml 注射器配置 7 号长针头注射麻醉药,麻醉药采用 0.5%～1.0% 的利多卡因溶液;沿穿刺部位逐层浸润麻醉
5. 在 C 形臂 X 线机透视下确认定位针的正确位置	在 C 形臂 X 线机监视下,沿椎间盘间隙上方插入克氏针,克氏针入口处做一平行于中线的切口,在 X 线辅助下将定位针从切口插入至一个椎体板下缘,穿透腰背筋膜

续表

手术步骤	手术配合
6. 置入导丝，在穿刺点做一小切口	置换导丝后，递尖刀切开皮肤及皮下组织，干纱布擦拭，扩张软组织、扩大椎间孔
7. 建立工作通道	递导丝、工作通道，以导丝置换出骨钻，沿导丝置换扩张导杆，沿导杆置入工作通道
8. 椎间孔内镜置入	递椎间孔内镜置入，调整好角度，固定自由臂及工作通道
9. 椎间孔成形	递动力磨钻，髓核钳磨除上关节突的腹侧增生部分，尾端打磨到椎弓根上缘
10. 黄韧带成形	生理盐水冲洗，发现并清理黄韧带周围扩孔时产生的骨碎片及软组织碎片
11. 纤维环成形	递镜下尖刀切除外层纤维环，用射频电极皱缩纤维环，达到减压目的
12. 椎间盘摘除	递髓核钳摘除突出或脱出的髓核组织，放置于湿纱布上，30min 内由巡回护士置于固定液中送检
13. 后纵韧带成形	递剥离子或射频电刀将后纵韧带从包裹物中剥离乃至部分切除
14. 骨赘切除	递环锯、骨凿或动力磨钻将露出骨赘切除
15. 侧隐窝扩大	递动力磨钻进行扩大，主要沿黄韧带背侧进行磨除
16. 神经根松解	递探钩探查行走神经根与硬膜囊，进一步松解至行走神经根可以自主搏动为止
17. 结束手术	工作套管可随内镜一同取出，清点器械、纱布、缝针等数目，缝合切口后覆盖

六、护 理 要 点

1. 侧卧位时，臀部略抬离床面，棘突连线略成弧形；屈髋屈膝，有利于扩大椎间孔；两腿分开，充分外展患侧髋关节，髂前上棘使用固定架支撑，避免术中患者前倾或坠床。

2. 灌注液高度高于椎间孔镜入水口 1m，但勿压力过高，过高易引起"类脊髓高压症"。

3. 仪器专人负责，洗手护士熟悉各类器械的性能和使用方法，术后整理器械要轻柔，椎间盘镜主要由光导纤维材料组成，切忌打折、扭曲，盘绕直径不得少于 30cm。

4. 手术尽量避免使用全身麻醉，巡回护士在手术中密切观察患者的下肢感觉、运动情况，一旦患者感觉到明显放射痛，应立即通知提醒手术医生。

5. 对于局部麻醉的患者，要多进行心理疏导，巡回护士应守护床旁询问患者感受，避免谈论与手术有关的话题，密切观察生命体征。

6. 准备生理盐水 3L，在操作过程中持续用生理盐水对脊髓及神经根连续不断冲洗，不仅保持术野清晰而且可以避免局部热量传递造成神经损伤。

7. 微创技术实施全过程中严密监督无菌操作，C 形臂 X 线机使用过程中要做好医护人员及患者的防护工作。

第五节　经皮穿刺内镜下椎间盘髓核摘除术

一、适　应　证

单纯性、诊断明确的腰椎间盘髓核突出症，自 L_1～S_1 水平均可操作。

二、麻　醉　方　式

局部浸润麻醉。

三、手术体位及仪器人员布局

1. 体位　俯卧位，患者俯卧于可透过 X 线的手术床，胸部及髂嵴处垫软枕，使腹部悬空；双上肢自然向前放于托手架上，双腿置于软枕上，足尖自然下垂。保护好眼睛及骨隆突处，固定好四肢；胸腹部悬空，手术床能满足 X 线透视正位和侧位片。

2. 仪器人员布局　经皮穿刺内镜下椎间盘髓核摘除术仪器人员布局同本章第一节图 12-3。

四、物　品　准　备

1. 设备准备　C 形臂 X 线机、椎间盘镜系统、射频消融系统、电外科设备、吸引装置及可透过 X 线的手术床。

2. 器械准备　椎间盘镜 25° 镜头、椎间盘镜器械(脊柱穿刺针、导丝、扩张器、逐级扩张套管、工作套管、神经剥离子、神经拉钩、各种刮匙、钩形及无钩形金属吸引管、各类髓核钳、椎板咬骨钳、抓钳等)磨钻、射频消融电极、骨刀骨凿及双极和单极电凝钳。

3. 特殊物品准备　防护用具(铅衣、铅颈围、铅帽)、无菌 C 形臂套、带导水管的手术贴膜、生理盐水 3L、进水管路、记号笔、7 号长针头及 50ml 注射器。

五、手术步骤及配合

经皮穿刺内镜下椎间盘髓核摘除术手术步骤及配合见表 12-5。

表 12-5 经皮穿刺内镜下椎间盘髓核摘除术手术步骤及配合

手术步骤	手术配合
1. 椎间隙定位	同本章第一节
2. 常规消毒，铺单	同本章第一节
3. 连接、检查、调试内镜系统	同本章第一节
4. 局部浸润麻醉	同本章第一节
5. 在 C 形臂 X 线机透视下穿刺、髓核造影	递术者 18 号带芯穿刺针，于骶棘肌旁 40°～45°穿刺至椎间隙中心部，进行髓核造影，确认后纵韧带是否破裂，是否脱出至硬膜外
6. 引入导针，置入扩张管	先拔除针芯，将特制的导针沿穿刺针孔插至头部；递 11 号尖刀于导针处切开皮肤，递小号钝头扩张套管套于导针外，并向深部插入至纤维环的侧后方处
7. 切开纤维环	递小号环锯将纤维环锯穿，此时如患者有痛感，可注射局部麻醉药少许；如患者出现下肢放射痛，表明触及脊神经根，应提醒医生调整导管头部位置
8. 置入椎间盘内镜	同本章第一节
9. 髓核摘除	递神经探钩、神经剥离器探查，递直、弯髓核钳摘除破裂的髓核；双极电凝钳烧灼软组织，递吸引器吸尽烟雾，递髓核钳去除软组织碎屑
10. 留取组织标本	将标本置于湿生理盐水纱布上，离体 30min 以内由巡回护士将其用 10%的甲醛固定液固定
11. 止血、冲洗	递双极电凝钳、射频消融电极彻底止血，递生理盐水注射器冲洗椎间隙，检查手术创面，清点器械及敷料
12. 退出椎间盘镜，清点物品，缝合切口	撤出椎间盘镜镜头，松动自由臂，撤出工作通道，放置引流管，缝合切口，敷料加压包扎

六、护 理 要 点

同第一节护理要点。

第六节　经皮穿刺椎体成形术

一、适 应 证

骨质疏松症、骨血管瘤、骨髓瘤和各种椎体转移性肿瘤引起的椎体压缩骨折；因椎体骨折可能长期卧床形成压疮等并发症者；伴有持续和严重的椎体骨折，疼痛时间超过3～4 周者；骨折后椎体塌陷伴有后凸畸形者；恶性肿瘤的椎体转移、椎体血管瘤和多发性骨髓瘤肿瘤未波及椎体后壁者。

二、麻 醉 方 式

局部麻醉。

三、手术体位及仪器人员布局

1. 体位　俯卧位，患者俯卧于可透过 X 线的手术床，胸部及髂嵴处垫软枕，使腹部悬空；双上肢自然向前放于托手架上，双腿置于软枕上，足尖自然下垂。保护好眼睛及骨隆突处，固定好四肢；胸腹部悬空，手术床能满足 X 线透视正位和侧位片

2. 仪器人员布局　经皮穿刺椎体成形术仪器人员布局见图 12-6。

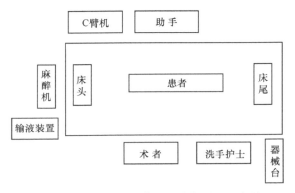

图 12-6　经皮穿刺椎体成形术仪器人员布局

四、物 品 准 备

1. 设备准备　C 形臂 X 线机及可透过 X 线的手术床。

2. 器械准备　骨水泥注入装置及椎体成形系统。

3. 特殊物品准备　防护用具(铅衣、铅颈围、铅帽)、无菌 C 形臂套、无菌冰盐水、骨水泥、穿刺针、记号笔、穿刺针、1.2～1.4mm 的克氏针、活检针、骨水泥置入管(3个)、椎体通道测量杆穿刺针、扩张器及 4.2mm 的钻头。

五、手术步骤及配合

经皮穿刺椎体成形术手术步骤及配合见表 12-6。

表 12-6　经皮穿刺椎体成形术手术步骤及配合

手术步骤	手术配合
1. 正侧位定位	在 C 形臂 X 线机监视下，根据椎弓根的位置确定单侧或双侧皮肤进针点后递记号笔在相应皮肤上做出标记
2. 消毒、铺单	递卵圆钳夹持碘酊、酒精纱球消毒皮肤；递干纱布 1 块协助贴手术贴膜
3. 局部浸润麻醉	递20ml 注射器配置长针头注射麻醉药，麻醉药采用 0.5%～1.0%的利多卡因溶液，沿穿刺部位逐层浸润麻醉
4. 以进针点为中心在皮肤上做一切口	递术者尖刀做切开，干纱布擦拭
5. 进行穿刺	递含套管的穿刺针穿刺抵至骨膜
6. 在 C 形臂 X 线机下正位像证实穿刺针针尖位于椎弓根外上象限	递无菌治疗巾覆盖保护切口，与 X 线操作技师共同协作套好 C 臂机套
7. 在 C 形臂 X 线机下侧位像监视下沿椎弓根方向逐渐进针	递术者医用锤锤击穿刺针，直至针尖抵达椎体的前中 1/3 交界处
8. 配置骨水泥	与术者配合用专用注射器和骨水泥注入装置搅拌、抽吸骨水泥
9. 注射骨水泥，观察流向	递配置好的骨水泥装置给术者，在 C 形臂 X 线监视机下控制性加压注射骨水泥，骨水泥将经过装置通过皮肤、椎弓根达到椎体
10. 清点敷料，缝合切口	清点缝针和穿刺针完整性后，予以缝合切口并覆盖

六、护　理　要　点

1. 洗手护士严格执行骨水泥的搅拌操作程序，以保证骨水泥的最佳使用效果。

2. 维持室温的相对恒定，室温过高会加速骨水泥凝固，不利于注射；室温过低，不利于骨水泥填充后凝固而发生骨水泥渗漏压迫脊髓。

3. 患者术中必须保持体位的稳定，经常询问患者的感觉，密切观察病情并向医生反馈。及时发现患者填充骨水泥后的不良反应，防止过敏症状、血压下降、骨水泥渗漏等并发症的发生。

4. 术中常规准备通畅的静脉通道，以便及时输血补液，补充血容量，年龄较大的患者还需充分供氧。注射骨水泥时注意监测各种血流动力学指标（心率、血压、血氧，有条件可监测动脉血压）。

5. 微创技术实施全过程中严密监督无菌操作，放射过程中要做好医护人员及患者的防护工作。

第七节　导航系统辅助下脊柱外科技术

一、适　应　证

适用于大部分脊柱外科手术领域，包括脊柱创伤性疾病、退行性疾病、脊柱畸形、脊柱肿瘤、脊柱内固定及脊柱感染等手术。

二、麻 醉 方 式

全身麻醉。

三、手术体位及仪器人员布局

1. 体位　根据手术需要选择平卧位、侧卧位或俯卧位。

2. 仪器人员布局　导航系统辅助下脊柱外科技术以俯卧位为例，仪器人员布局见图 12-7。

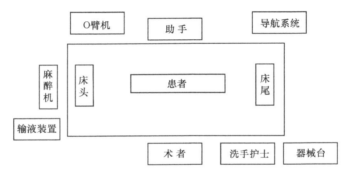

图 12-7　导航系统辅助下脊柱外科技术仪器人员布局

四、物品准备（以脊柱内固定为例）

1. 设备准备　计算机导航系统、O 臂 X 线机及导航手术床。

2. 器械准备　常规脊柱手术器械、导航手术工具(摄像头、示踪器、参考架)、脊柱置入物及配套工具。

3. 特殊物品准备　防护用具(铅衣、铅颈围、铅帽)、手术贴膜及无菌透明 O 形臂套、脑棉片及骨蜡。

五、手术步骤及配合

导航系统辅助下脊柱外科技术手术步骤及配合见表 12-7。

表 12-7　导航系统辅助下脊柱外科技术手术步骤及配合

手术步骤	手术配合
1. 术前 X 线定位	准备定位针和记号笔
2. 消毒铺单	递卵圆钳夹持碘酊，酒精纱球消毒，铺好无菌单，递小干纱布协助粘贴手术贴膜
3. 连接仪器设备，应用锥形束 CT 进行扫描注册后将设备移除	器械护士整理手术台，清点物品和公司器械，检查置入物的数量和各种型号，巡回护士负责将导线与导航接线盒连接
4. 经皮或小切口固定参考架	递尖刀切开皮肤，干纱布擦拭，再递参考架固定在患者的棘突或髂嵴上，参考架位于摄像头和手术区域之间
5. 在 3D 影像导航系统下通过探针充分获得达到椎弓根的轨迹示踪	递一枚影像导航探针放置在皮肤上以确定皮肤穿刺切口的位置
6. 定位好穿刺点以后切开皮肤，放置穿刺锥	递切皮刀切开皮肤，干纱布拭血，再递穿刺锥，术者在影像导航系统下将其直接放置在椎弓根进针点
7. 观察穿刺器械尖部在影像导航的术中的模拟计划	器械护士在众多的螺钉中挑出合适的螺钉备用，导航系统的模拟计划能允许医生确定合适的方向及螺钉的长宽
8. 可视化模拟系统进行锁定	注意锁定后穿刺锥会沿既定轨迹进行穿刺
9. 手术器械可以在影像导航已有的数据基础上进入穿刺针制造的进针孔内，继而进行进钉孔的攻丝和螺钉置入	递丝攻、螺钉，根据进针孔选择合适直径的丝攻递术者，攻丝完以后，将正确型号的螺钉装在上钉器上进行传递，并大声地报出螺钉的直径长度
10. 安放好椎弓根螺钉和椎间融合器后，在关闭手术切口前再次进行锥形束 CT 的扫描	置入物全部放入后，将进行最后一次锥形束 CT 扫描以确认所有器械安放的正确位置，检查手术创面，清点术中物品
11. 缝合、覆盖切口	消毒皮肤，缝合切口，用纱布覆盖固定

六、护理要点

1. 患者的扫描注册时间，包括放置参考架和铺无菌单的时间不少于 10min。

2. 参考架位于髂嵴部位，摄像头应置于手术床尾端；如果参考架位于手术节段棘突上，摄像头应位于手术床头侧位置，并注意注册后不要碰触和移动参考架，因为这样会影响导航的精确度。

3. 导航设备放置在患者的尾端，启动电源，导航仪预热 10min，检查软件运行正常后输入患者信息资料，将红外线探头对准手术区域。

4. 导航工具属于高、精、尖贵重物品，手术结束后安放在专用盒密闭转运到消毒供应中心。

5. 手术结束后巡回护士用湿纱布擦净血迹，尽最大限度为患者穿戴整齐，特别注意保护隐私部位；患者由俯卧位改成平卧位以后，认真观察骨隆突处受压皮肤的情况，出现压疮时采取相应的处理措施。

6. 在患者进行全身麻醉前，对患者进行心理疏导，介绍脊柱内固定手术应用计算机导航系统的先进性、安全性、准确性，减轻或消除患者的心理压力，让患者以最佳的心态迎接手术。

7. 导航系统及 O 形臂应由专人负责,具体操作及注意事项见总论第二章第三节及第四节。

参 考 文 献

白一冰. 2015 椎间孔镜 BEIS 技术操作规范. 北京：人民卫生出版社.

顾昕. 2015. 经椎间孔脊柱内镜手术. 北京：人民军医出版社.

骆如香. 2014. 计算机导航系统在脊柱内固定术中的应用及护理配合. 微创医学. 9(5)626-627.

瞿群威. 2010. 实用椎间盘微创治疗学. 北京：中国医药科技出版社.

唐海. 2012. 椎体成形及椎体后凸成形术. 北京：北京大学医学出版社.

杨新建. 2004. 经皮椎体成形. 北京：人民卫生出版社.

Hartl R. 2015. 微创脊柱外科：技术、循证和争论. 济南：山东科学技术出版社.

Kai-Uwe Lewandrowski. 2014. 脊柱内镜外科学. 上海：上海科学技术出版社.

Nottmeier EW, Crosby T. 2009. Timing of vertebral registration in three-dimensional, fluoroscopy-based, image-guided spinal surgery, J Spinal Disord Tech, 22(5): 358-360.

Yao N, Wang C. Wang W, et al. 2011. Full-endoscopic technique for anterior cervical discectomy and interbody: 5-year follow-up results of 67 cases. Eur Spine J, 20(6): 899-904.